AF365965

DE LA PERTE

DES

RÉFLEXES TENDINEUX
DANS LE DIABÈTE SUCRÉ

IMPRIMERIE LEMALE ET Cⁱᵉ, HAVRE

DE LA PERTE

DES

RÉFLEXES TENDINEUX

DANS LE DIABÈTE SUCRÉ

PAR

Le Docteur Gilbert NIVIÈRE

Médaille de bronze de l'Assistance publique

━━━━━◆━━━━━

PARIS

G. STEINHEIL, ÉDITEUR

2, RUE CASIMIR-DELAVIGNE, 2

1888

DE LA PERTE

RÉFLEXES TENDINEUX
DANS LE DIABÈTE SUCRÉ

INTRODUCTION

La connaissance des réflexes tendineux est de date relativement récente.

Vulpian et M. le Prof. Charcot (1), en 1862, appelèrent les premiers l'attention des cliniciens sur une des manières d'être de ce réflexe : la trépidation spasmodique du pied que M. Brown-Séquard (2) avait déjà observée sur les animaux soumis à ses expériences et qu'il avait décrite sous le nom d'épilepsie spinale.

En 1875, M. le Prof. Erb d'Heidelberg (3), étudie les

(1) CONSTANT PETITCLERC. *Des réflexes tendineux.* Th., Paris, 1880. On trouvera dans cet ouvrage tous les principaux renseignements relatifs à l'historique de cette question.

(2) BROWN-SÉQUARD. *Journ. de la physiol.*, etc., 1858, I, p. 472.

(3) ERB. Ueber sehnenreflexe bei Gesunden und Rückenmarkskranken. Des réflexes tendineux chez les individus sains et dans les maladies de la moëlle. *Arch. f. Psych.*, t. V, 1875, p. 792.

mouvements provoqués par le choc des tendons chez les gens sains et les appelle réflexes tendineux. La même année, M. le Prof. Westphal, de Berlin (1), signale la disparition du réflexe rotulien dans l'ataxie locomotrice.

A partir de cette époque, les recherches cliniques et les expériences physiologiques se multiplient. Nous ne nous occuperons que des résultats fournis par les premières en tant qu'ils auront trait à la perte des réflexes tendineux dans les maladies.

M. Erb (2) constate que, non seulement l'ataxie, mais encore un grand nombre d'autres maladies nerveuses : la poliomyélite antérieure aiguë ou chronique (paralysie infantile), les myélites diffuses, les paralysies périphériques entraînent fréquemment l'abolition du phénomène du genou. Mais il fait remarquer que dans ces cas il y a toujours parésie ou paralysie du triceps avec atrophie et réaction de dégénérescence, tandis que dans le tabès on ne trouve aucun signe d'altération du muscle lui-même.

MM. Westphal (3), Rumpf (4), Schulz (5), O. Berger (6), Déjerine (7), publient successivement des obser-

(1) WESTPHAL. Ueber einige Bewegungstörungen in gelähmten Gliedern. — De quelques mouvements dans les membres paralysés. *Ibid*, p. 803.

(2) ERB. *Handb. von Ziemssen*, 1878, et *D. Arch. f. klin. med.*, 1879.

(3) WESTPHAL. *Loc. cit.*, p. 765.

(4) TH. RUMPF. *In Deutches Arch. f. klin. med.*, t. XX, p. 121.

(5) SCHULZ. *Arch. f. klin. med.*, t. XXIII, p. 360.

(6) O. BERGER. Ueber Sehnenreflexe. *Centralblatt f. Nervenheilkunde*, 1879, n° 4.

(7) DÉJERINE. Recherches sur les lésions du système nerveux dans la paralysie diphtéritique. *Arch. de physiol.*, 1878.

vations de paralysie diphtéritique dans lesquelles le réflexe tendineux manquait et les réflexes cutanés étaient conser-vés. Ils virent reparaître les réflexes dans les cas où la guérison survint.

M. Muhr (1) raconte que chez deux individus sains, présentant à l'état normal le réflexe tendineux, ce phéno-mène disparut pendant douze heures après une forte débauche.

M. Lichtheim (2) observe le signe de Westphal dans l'atrophie musculaire progressive, M. Ludwig Brieger (3), dans la paralysie pseudo-hypertrophique, M. West-phal (4), chez des tuberculeux présentant des lésions mé-dullaires des cordons postérieurs.

Enfin M. Petitclerc (5), dans plusieurs cas de fièvre typhoïde ne peut provoquer le réflexe rotulien, alors que les réflexes cutanés sont notablement exagérés et qu'une simple chiquenaude amène un nœud de contraction locale du muscle.

En résumé, on avait constaté la perte des réflexes ten-dineux dans diverses affections de la moëlle et quelques maladies infectieuses (nous ne retenons pas les deux cas de M. Muhr qui ne nous semblent pas suffisamment pro-bants), lorsque M. le Prof. Bouchard montra que les diabétiques eux aussi perdaient leurs réflexes et indiqua,

(1) MUHR. *Psych. Centralblatt*, 1878.
(2) LICHTHEIM. *Deut. Arch. f. klin. med.*, t. XVIII.
(3) LUDWIG BRIEGER. *Deut. Arch. f. klin. med.*, t. XXII.
(4) WESTPHAL. *Loc. cit.*
(5) PETITCLERC. *Loc. cit.*, p. 87 et suiv.

en même temps que la fréquence de ce signe, son importance diagnostique et pronostique.

C'est ce fait, que nous avons maintes fois observé, que nous nous proposons d'étudier ici. Nous en ferons l'étude au point de vue clinique, nous rechercherons si l'on peut en démontrer la pathogénie, et enfin nous ferons ressortir de quelle utilité il peut être dans le diagnostic et le pronostic du diabète.

Mais avant de quitter Paris, nous sommes heureux qu'un usage traditionnel nous permette d'adresser ici l'expression de notre reconnaissance à tant de maîtres pour toutes les preuves de sympathie qu'il n'ont cessé de nous prodiguer.

Ce nous est un pieux devoir que de témoigner tout d'abord notre reconnaissance à la mémoire de notre éminent et regretté maître le Prof. Vulpian, dont l'enseignement si précieux et si affable nous a tant profité.

Nous prions M. le Prof. Cornil de recevoir l'assurance de notre dévouement le plus complet pour l'intérêt qu'il nous a porté durant tout le cours de nos études.

Nous remercions bien vivement MM. les Drs Decrand (de Moulins), Peyrot, Letulle, Chantemesse, qui se sont montrés pour nous des amis plus encore que des maîtres, et dont les conseils ne nous ont jamais fait défaut.

Nous n'aurons garde d'oublier M. le Prof. Trélat notre premier maître et nos autres maîtres dans les hôpitaux, MM. les Drs Bouilly, Budin, Campenon, Chauffard, Monod, Rigal, Tapret,.

Que M. le Prof. Bouchard nous permette de placer sous son patronage un travail qu'il a inspiré et qu'il veuille bien accepter l'hommage de notre gratitude pour avoir mis, avec tant de bienveillance, à notre disposition, la plupart des documents qui nous ont servi à la confection de ce travail.

CHAPITRE PREMIER

Historique.

Signalée pour la première fois par M. Bouchard (1) dans son cours professé à la Faculté en 1881, sur les *maladies par réaction nerveuse*, la perte du réflexe tendineux dans le diabète sucré faisait, dès 1882, l'objet d'une leçon de M. Landouzy (2) qui rapportait des observations confirmant celles de M. le Prof. Bouchard.

En 1883, M. Dreyfous (3) publie trois observations de diabète avec signe de Westphal, communiquées par M. Landouzy, et les cite à l'appui de la théorie nerveuse du diabète.

Dans une note communiquée au Congrès de Blois, M. le Prof. Bouchard (4) indique dans quelle proportion il a rencontré la perte du réflexe tendineux chez les diabétiques, fixe la valeur diagnostique et pronostique de ce signe et lui refuse toute valeur au point de vue de la théorie nerveuse du diabète.

(1) BOUCHARD. *Cours inédit*, cité dans la thèse de Dreyfous, 1883.
(2) LANDOUZY. *Clinique de la Charité*, inédite, citée par Dreyfous.
(3) DREYFOUS. Thèse d'agrégation, Paris, 1883.
(4) BOUCHARD. Compte rendu de l'Assoc. franç. pour l'avanc. des sciences, XIIIᵉ session, Blois, 1884, p. 241.

M. Ferry de la Bellonne d'Apt (1) (note communiquée à la Société de médecine de Vaucluse), publie des observations de diabétiques qui avaient perdu leurs réflexes rotuliens, symptôme qu'il croyait avoir observé le premier.

L'année suivante, M. Rosenstein (2), dans un travail destiné à réfuter les dires de M.'Althaus (3), qui voit dans l'existence du phénomène du genou pendant le diabète, le signe différentiel de cette maladie d'avec le tabès, rapporte plusieurs observations de diabétiques qui avaient perdu leurs réflexes patellaires. Mais, contrairement à M. Bouchard, il refuse au signe de Westphal toute valeur pronostique, et ajoute qu'il ne peut servir à diagnostiquer le coma diabétique d'avec les états analogues, se basant sur ce qu'il a vu les réflexes manquer dans un cas de coma urémique.

En 1886, MM. Marie et Guinon (4) publiaient une nouvelle étude sur le même sujet, et établissaient que le mérite de cette découverte, que M. Rosenstein paraissait s'attribuer, revenait tout entier à M. le Prof. Bouchard.

Enfin en 1887, M. P. Reynier (5), dans une communication à la Société de chirurgie, faisait ressortir l'importance que pouvait avoir le signe de Westphal au point de vue chirurgical.

(1) FERRY DE LA BELLONNE. Cité par MARIE et GUINON.
(2) ROSENSTEIN. *Berl. Klin. Wochen.*, n° 8, 1805.
(3) ALTHAUS. *Ueber sclerose des Ruckenmarks*, p. 169 et suiv.
(4) MARIE et GUINON. *Rev. de méd.*, juillet 1886.
(5) P. REYNIER. *Bull. de la Soc. de chir.*, t. XIII, 1887.

CHAPITRE II

Étude clinique

§ 1. — *Recherche des réflexes tendineux.*

On entend par réflexe tendineux, la contraction brusque et rapide des muscles provoquée par l'irritation de leurs tendons.

En clinique, on provoque cette irritation par un choc donné, soit avec la main, généralement avec le bord cubital, quelquefois avec l'extrémité des doigts réunis en faisceau, dans l'attitude de l'écrivain tenant un crayon ; soit avec un marteau percuteur. Le réflexe (1) est d'autant plus facile à obtenir que les muscles examinés sont dans une résolution plus parfaite et que le malade s'attend moins au choc. Lorsque l'on peut réaliser ces deux conditions, on se met à l'abri des causes d'erreur que peut entraîner l'appréhension du choc. Sous cette influence, il n'est pas rare de voir se produire des contractions musculaires dans la région soumise à l'examen. Le patient prend en effet souvent une attitude de défense qu'il

(1) On trouvera souvent le mot réflexe employé seul. Il s'agira toujours de réflexe tendineux.

est bon de savoir éviter. S'il s'agit de la recherche du réflexe rotulien, on peut percuter le tendon au lieu d'élection (entre la rotule et le point d'attache du tendon au tibia), en laissant la jambe en extension sur la cuisse.

La présence du réflexe se constate alors par la vue ou le toucher ; s'il est assez marqué, la vue est suffisante pour apprécier la contraction ; s'il est faible, il faut avoir recours au toucher, et placer la main sur la partie antérieure de la cuisse du patient. Quand le réflexe existe, on perçoit la contraction du triceps à chaque coup que l'on donne au tendon. Si le malade est couché on peut encore procéder différemment. On ordonne au patient de fléchir la jambe sur la cuisse, puis l'explorateur place son avant-bras gauche sous le jarret du membre qu'il veut examiner, et pendant qu'il le soulève légèrement, il percute le tendon de la main droite.

Mais ces deux méthodes ne doivent pas être préférées ; tout au plus doit-on y avoir recours lorsque l'on a affaire à de grands malades, et s'en contenter si l'on constate nettement la contraction musculaire réflexe.

Il est bien préférable, chez un homme assis, de faire croiser les membres inférieurs de telle façon que le jarret du membre superposé et fléchi en résolution, s'appuie sur le genou de l'autre membre ; on percute le tendon du membre superposé. On fera asseoir le malade alité sur le bord du lit, les jambes pendantes au dehors. C'est ce dernier moyen que nous préférons. Pour déterminer le réflexe du tendon d'Achille, il convient de faire placer le sujet sur le côté, de lui faire mettre les genoux dans la demi-flexion, et de faire fléchir le pied à angle droit.

On réussira ainsi presque toujours à reconnaître la présence du réflexe rotulien, le plus facile à obtenir. Bien plus souvent le réflexe du triceps sural fera défaut. S'il s'agit du réflexe du coude, on peut soutenir le coude avec la main gauche, comme plus haut on soutenait la jambe avec le bras, et percuter avec la main droite; de même pour le réflexe du poignet. Pour les réflexes massétérins et zygomatiques, il suffit de percuter le tendon pendant que le malade est couché, etc., etc.

Mais par cette méthode on ne réussit pas dans tous les cas.

M. Jendrassik (1) a donné son nom à un procédé qui facilite la recherche des réflexes dans les cas délicats. Il consiste à faire faire un effort musculaire d'une autre région du corps pendant l'examen d'un réflexe donné.

Voici comment il procède :

Il fait asseoir les malades sur le bord d'une table, les jambes ballantes au dehors autant que possible, et pendant qu'il percute le tendon rotulien, « leur prescrit de joindre les doigts de la main gauche avec ceux de la droite, d'étendre les bras en avant dans la position horizontale et de les écarter aussi violemment que possible ».

Il n'indique pas le procédé dont il se sert pour la recherche des autres réflexes : Pour obtenir ceux du coude et du poignet, on peut prescrire au patient de saisir sa

---

(1) E. JENDRASSIK. *Zur* Untersuchungsmethode des Kniephänomens in *Neurologisches Centralblatt,* 1885, 15 sept., n° 18, p. 413.

jambe près de la cheville avec la main du côté opposé à celui que l'on examine et de s'efforcer d'amener avec le membre supérieur une flexion complète de la jambe sur la cuisse, pendant que le membre inférieur s'efforce de réaliser l'extension. J'ai réussi, par ce moyen, à provoquer chez un homme sain le réflexe du poignet que je n'avais pu obtenir par aucun autre procédé, bien que je l'eusse recherché minutieusement à plus de cinq reprises différentes (1).

Quant à la recherche des réflexes tendineux des muscles de la face, il est préférable de la tenter pendánt que le malade est dans le décubitus dorsal. Il est difficile de lui demander de faire des efforts violents pendant l'examen, parce qu'alors il contracte presque toujours ses muscles de la face, et rend l'exploration fort difficile. Si nous nous en rapportons aux résultats que nous ont donnés nos recherches insuffisantes, il est vrai, pour établir une opinion définitive, le réflexe du grand zygomatique serait le plus facile à déceler à la face.

(1) Des résultats analogues s'obtiennent parfois sans les avoir provoqués, cela tient, croyons-nous, à ce que les conditions requises par la méthode de M. Jendrassik se trouvent indirectement réalisées. M. Sternberg (V. *Semaine médicale*, 1887, p. 238) a observé sur lui-même que les réflexes rotuliens étaient exagérés à la suite d'une longue promenade, ce qui peut se traduire à la suite d'efforts musculaires répétés. C'est probablement là l'explication de ces variations d'intensité du réflexe patellaire signalées chez les gens sains. (V. Pelizæus. *Arch. für Psychiat.*, XIV et Jendrassik, *loc. cit.*).

Des phénomènes inverses se produisent. M. O Rosenbach (Das verhalten der Reflexe Schlafenden an. in *Centralblatt*, 1880, p. 486), a constaté leur disparition chez les enfants pendant le sommeil profond.

Pour terminer, citons un exemple dans lequel l'emploi de la méthode de M. Jendrassik nous a réussi.

OBSERVATION I

Il s'agissait d'un ouvrier tourneur de 58 ans, dans les urines duquel la présence du sucre avait été constatée pour la première fois, 6 mois auparavant, mais dont le diabète semblait remonter à 18 mois. Cet homme, qui accusait comme antécédents un rhumatisme articulaire généralisé, porte à l'oreille droite un petit tophus ; il présente aux doigts les nodosités décrites par M. le Prof. Bouchard. Il a perdu successivement plusieurs dents, principalement des molaires, et ses gencives sont atteintes de gingivite fongueuse. Plusieurs de ses orteils présentent une inflammation sous-unguéale, médiane pour la plupart, qui tend à repousser l'ongle en haut et à l'expulser par renversement du bord libre en arrière ; les chairs tuméfiées sont livides et suppurent, peu abondamment, il est vrai. Cette affection n'a aucune tendance à la guérison spontanée et nécessite tous les jours une application d'iodoforme. Fortement polyurique, 5 à 8 litres par 24 heures avec 45 gr. °/₀₀ de sucre, il souffre fréquemment de la soif et est souvent obligé de se lever pour boire et pour uriner. Bien qu'il mange plus qu'avant d'être malade, sa polyphagie est modérée. Malgré tout il n'a pas beaucoup maigri ; il pèse encore 85 kilogr. Son poids maximum a été de 92 kilogr. dix ans auparavant.

Les forces sont conservées presque totalement ; il ne s'est aperçu d'aucune diminution de son pouvoir génital et a fréquemment des érections le matin.

L'examen des réflexes rotuliens dénote un état normal de la reflectivité à droite, tandis qu'à gauche elle était très diminuée, au point qu'au début de l'examen nous l'avons crue abolie. En lui faisant joindre les mains, puis s'efforcer de les écarter, les bras placés dans la position horizontale, on obtient à gauche un réflexe presque aussi fort qu'à droite.

Les réflexes abdominaux, crématériens et plantaires sont conservés.

Bien qu'il y eût diminution évidente du côté gauche, nous nous sommes demandé si le diabète devait en être rendu seul responsable. En effet, le malade était tourneur, et, comme tel, exerçait depuis longtemps ses muscles du côté droit, beaucoup plus énergiquement que ceux du côté gauche. Aussi, le système musculaire de cet homme est-il plus développé à droite qu'à gauche et nous avons dû songer à une exagération possible, de la réflectivité par suite de cette inégalité du développement musculaire d'ordre purement fonctionnel, chez un individu qui, normalement, aurait eu des réflexes peu marqués.

Cette particularité n'est pas la seule que cet homme ait présentée. Dans les examens qui suivirent nous avons cherché plusieurs fois ses réflexes en commençant par la gauche. L'examen du genou gauche fait dans ces conditions, nous dénota toujours un affaiblissement considérable des réflexes de ce côté.

Mais si, sans lui avoir demandé d'effort musculaire d'une autre partie de son corps, nous passions à l'examen du côté droit, pour revenir ensuite au côté gauche, nous n'étions pas peu surpris de trouver le réflexe de ce côté considérablement accru. On eût dit que pour réveiller son activité médullaire, il suffisait que le côté opposé ait commencé à agir ; et, cette excitation une fois produite, il a toujours été inutile d'employer la méthode de M. Jendrassik pour obtenir le réflexe patellaire gauche.

Nous avons pu constater chez ce malade le réflexe du coude des deux côtés, mais nous n'avons pu obtenir ni les réflexes du poignet et du triceps sural, ni les réflexes massétérins ou zygomatiques.

Cet exemple n'est pas le seul où l'emploi de la méthode de M. Jendrassik nous ait réussi, nous l'avons cité parce qu'il a trait à un diabétique ; mais nous avons pu constater plusieurs fois l'efficacité du procédé chez des gens sains qui avaient des réflexes peu marqués, quand on se servait de la méthode ordinaire. Il nous a permis aussi de faire reparaître les réflexes absents d'un tuberculeux, chez qui la polyurie avait fait soupçonner le diabète, mais dont les urines ne renfermaient pas de glycose.

§ 2. — *Fréquence de la perte des réflexes tendineux dans le diabète sucré.*

M. Landouzy (1) indiqua en 1882 un chiffre susceptible de faire soupçonner dans quelle proportion la perte des réflexes tendineux pouvait se rencontrer dans le diabète sucré. Il l'avait trouvée cinq fois sur douze. Bientôt M. le Prof. Bouchard (2), s'appuyant sur un plus grand nombre d'observations, put fixer cette proportion à environ le tiers des cas (19 fois sur 66).

Peu d'auteurs se sont occupés d'étudier la fréquence de ce signe chez les diabétiques, mais tous, à peu près, sont d'accord pour admettre que cette perte est fréquente.

Elle existerait d'après M. Rosenstein (3) « dans beaucoup de cas sinon dans la majorité ».

En 1886, MM. Marie et Guinon (4), apportent de nou-

(1) LANDOUZY. In Thèse Dreyfous, 1883.
(2) BOUCHARD. *Congrès de Blois*, 1884.
(3) ROSENSTEIN. *Loc. cit.*
(4) MARIE et GUINON. *Loc. cit.*

veaux chiffres. Ils constatent l'abolition 3 fois sur 8 d'après leurs observations personnelles, et citent la statistique de M. le professeur Bouchard qui s'élève à 111 cas, dans 41 desquels il a trouvé la perte des réflexes.

Depuis, nous ne trouvons guère que MM. Buzzard (1) et Raven (2) qui parlent de la fréquence de la perte des réflexes dans le diabète. M. Buzzard la croit très grande, M. Raven estime qu'elle l'est moins qu'on ne pense généralement. Ce dernier auteur s'exprimait ainsi à un moment où le procédé de M. Jendrassik était connu, et, en effet, pour que l'on s'entende, il est nécessaire de faire une distinction entre les cas où il y a diminution, et ceux où il y a perte absolue.

Pour nous, nous avons examiné 12 diabétiques que nous avons rencontrés dans les divers services hospitaliers que nous avons parcourus dans le but de chercher la fréquence de ce signe. Nous déclarons dès maintenant, que ces quelques cas à eux seuls ne sont pas faits pour établir une proportion exacte ; les diabétiques hospitalisés étant presque toujours de grands diabétiques, qui présentent comme nous le verrons plus loin une proportion beaucoup trop forte de malades ayant perdu leurs réflexes. Nous avons considéré comme diabétiques tous les malades chez lesquels la présence du sucre avait été indiscutablement constatée, ne fut-ce qu'une fois.

(1) BUZZARD. An address on the significance and value of tendon Reflex Delivered before the Harveian Society of London, nov. 3rd. 1887 in *The Lancet*, january 28 1888.

(2) RAVEN. Discussion qui a suivi la précédente communication, in *Semaine méd.*, 30 nov. 1887, p. 487.

De ces 12 malades, 6 (1) avaient perdu complètement leurs réflexes tendineux. Chez tous, nous avons cherché plusieurs réflexes ; ceux que nous avons recherchés particulièrement sont les réflexes rotuliens, du coude et du poignet (toujours), du tendon d'Achille, du zygomatique. Chez tous nous avons employé la méthode de M. Jendrassik, et, pour nous, perte absolue signifie perte sans retour du réflexe par cette méthode.

Chez trois de ceux-là, les réflexes abdominaux et crémastériens étaient normaux ; chez un, un albuminurique qui présentait un œdème remontant jusqu'un peu au-dessus des mamelons, nous n'avons trouvé aucuns réflexes tendineux ou cutanés; chez une femme, le réflexe plantaire était presque complètement aboli ; elle avait, il est vrai, un léger œdème de la plante des pieds ; le réflexe abdominal était conservé. Enfin chez le malade qui fait l'objet de l'observation XI, nous n'avons pu produire le réflexe crémastérien. Un seul malade, parmi ceux que nous avons observés, entre dans la catégorie des diabétiques qui présentent des réflexes presque complètement abolis. C'est un homme de 42 ans, diabétique depuis 1882, qui élimine actuellement 100 gr. de sucre par 24 heures, dans 5 litres d'urine. Comme antécédents, il accuse de l'obésité, de l'alcoolisme et la syphilis. Il est absolument impuissant depuis 3 ans et pèse encore 59 kilog. Les réflexes patellaires, presque complètement absents quand on les recherche par la méthode ordinaire,

(1) De ce nombre est le malade qui fait le sujet de l'observation XIII que notre ami Gauthier a bien voulu nous communiquer.

reparaissent, mais faibles, par éffort des bras. On trouve chez lui le réflexe du coude du côté droit, le réflexe des grands zygomatiques des 2 côtés. Les réflexes des tendons d'Achille, du poignet et le réflexe du coude côté gauche (le bras a été gravement brûlé dans l'enfance), font totalement défaut. Les réflexes abdominaux et crémastériens sont normaux.

Tous ces malades sont des diabétiques très gravement atteints, nous ne reproduisons pas leurs observations qui n'offrent aucune autre particularité intéressante que la perte des réflexes tendineux. Chez tous on constata une glycosurie considérable, de 80 grammes de sucre par 24 heures au minimum, 250 grammes en moyenne ; tous sont polyuriques, la plupart polydipsiques, plusieurs ont traversé des périodes pendant lesquelles ils mangeaient beaucoup plus qu'avant d'être malades ; quelques-uns ont encore de la polyphagie, tous présentent un affaiblissement considérable des forces et sont parvenus à une période grave de leur maladie (les obs. VII, VIII, IX, XI et XIII en sont des exemples).

Parmi les cinq malades qui avaient conservé leurs réflexes tendineux, trois n'avaient plus de sucre au moment où a été pratiqué l'examen, l'un était presque guéri d'un volumineux anthrax de la nuque ; deux étaient hémiplégiques depuis plusieurs mois déjà, et avaient de l'exagération des réflexes du côté paralysé seulement ; chez l'un d'eux le diabète avait été constaté cinq mois avant l'apparition de l'hémiplégie. Un autre est le malade dont nous avons cité l'observation à la fin du paragraphe précédent (obs. I).

OBSERVATION II.

Le dernier enfin était un diabétique de 43 ans, dont la maladie semblait avoir débuté à l'occasion de nombreux chagrins.

A l'âge de 38 ans 1/2, il avait engraissé rapidement ; en dix-huit mois, de 75 kilogr. qu'il pesait auparavant, il avait atteint le poids de 112 kilogr.

A la suite de peines morales, étaient survenus successivement un eczéma, des furoncles et une bronchite. Enfin, on avait constaté la présence du sucre dans ses urines. Son poids avait progressivement diminué et, en 3 ans, il était arrivé à ne peser guère plus de 60 kilogr. C'est là du moins le poids que le malade pense avoir, et il ne nous a pas paru exagéré en moins, bien qu'il n'ait pas été vérifié par la pesée.

Ce diabétique urine beaucoup : de 5 à 7 litres par jour ; il élimine actuellement près de 200 gr. de sucre dans les 24 heures. Il est absolument impuissant depuis plus d'un an. L'amaigrissement rapide qu'il a subi, n'a pas été suivi d'une rétraction proportionnelle de sa paroi abdominale qui est flasque et couverte de vergetures. Chez ce malade, nous n'avons pu provoquer le réflexe abdominal, mais le réflexe crémastérien était très net.

A ces cas il convient de joindre les observations de trois diabétiques qui sont actuellement dans le service de notre cher maître M. le Dʳ Letulle. Deux de ces diabétiques, dont nous reproduisons plus loin les observations (voir obs. VIII et IX.) ont une perte absolue des réflexes tendineux sans retour par le procédé de M. Jendrassik. Le troisième, un jeune saturnin, atteint d'une légère hémiplégie a les réflexes un peu moins marqués du côté paralysé que du côté sain.

Notre camarade de Fleury, interne à Sainte-Périne, a bien voulu examiner à notre intention trois femmes diabétiques qu'il observe en ce moment. Chez deux de ces femmes, les réflexes tendineux sont complètement abolis ; chez la troisième les réflexes sont presque totalement abolis mais inégalement des deux côtés. Ces trois malades n'ont pas été examinées par le procédé de M. Jendrassik. Cela fait donc en tout 18 diabétiques, chez 12 desquels, il existe une diminution considérable sinon absolue des réflexes tendineux. En ne considérant que les malades qui ont été examinés par la méthode de M. Jendrassik, nous avons noté une perte absolue 9 fois sur 15.

La statistique de M. le Prof. Bouchard, comprend actuellement 153 observations de diabétiques. Chez 34 de ceux-ci, la perte des réflexes était totale ; chez 23 presque totale ; dans cette catégorie rentrent 5 individus chez lesquels il avait constaté une perte totale par la méthode ordinaire et dont les réflexes ont reparu plus ou moins complètement par la méthode de M. Jendrassik. Parmi ceux qui ont une perte totale du réflexe, la plupart ont été examinés avant que M. Jendrassik ait publié sa méthode ; deux cependant n'ont pas présenté de retour des réflexes par son procédé. L'état de ceux dont les réflexes étaient presque totalement abolis peut assurément être imputé au diabète, dans la grande majorité des cas, d'abord parce que chez beaucoup d'entre eux, M. Bouchard a pu, en examinant à différentes reprises leurs réflexes, constater une différence marquée entre leur état à différentes époques, ensuite parce qu'en admettant qu'à l'état physiologique, quelques-uns d'entre eux aient eu des réflexes absents ; les recherches de MM. Berger (1) et Bloch (2), nous montrent que ce signe recherché par la méthode ordinaire d'investigation ne se rencontre pas chez l'homme sain dans une aussi forte proportion.

En totalisant toutes les statistiques publiées jusqu'ici, et en y joignant les quelques cas observés par MM. Letulle, de Fleury et par nous, on trouve que 89 diabétiques sur 210 ou 43,33 0/0 présentaient, soit une perte absolue, soit une très notable diminution des réflexes tendineux. Nous ferons précéder du signe — les chiffres indiquant le nombre des malades qui offraient une diminution des réflexes, du signe + ceux qui indiquent le nombre des diabétiques dont les réflexes étaient normaux.

MM. Bouchard (clientèle)	— 51	+ 90	= 141
— (hôpital) .	— 6	+ 6	= 12
Landouzy..........	— 5	+ 7	= 12
Rosenstein	— 7	+ 2	= 9
Marie et Guinon ..	— 3	+ 5	= 8
Reynier (3).......	— 5	+ 5	= 10
Nivière	— 12	+ 6	= 18
	— 89	+ 121	= 210

Si maintenant nous étudions avec quelques détails ces

(1) O. Berger. *Centralblatt für Nervenheilk.*, 1879, n° 4.

(2) Bloch. *Arch. für psychiatrie*, XII.

(3) Dans ces cas entrent deux observations de malades observés par M. Reynier, depuis l'époque où il a fait sa communication à la *Société de chirurgie.*

différents cas, nous trouvons que 8, soit 9 0/0 des diabétiques qui offraient une diminution des réflexes, présentaient des inégalités des deux côtés et que 12, soit près
de 13,50 0/0 ont eu des variations dans l'état de leurs
réflexes, suivant les époques auxquelles ils ont été examinés. Enfin, dans tous les cas où l'on a observé l'état
des réflexes cutanés, abdominaux, crémastériens ou
plantaires, ces différents réflexes ont toujours été trouvés
normaux, sinon tous, du moins la plupart d'entre eux ;
et, lorsqu'il a été noté quelque altération dans leur état,
elle a presque toujours pu être rattachée à une cause
locale (1).

Nous en conclurons que dans le diabète sucré, comme
dans le tabès d'ailleurs, les réflexes cutanés sont presque
toujours conservés.

§ 3. — *Marche suivie par l'état des réflexes tendineux
dans le diabète sucré.*

L'état de la réflectivité ne reste pas stationnaire. Si
l'on a constaté souvent la perte des réflexes dès le premier
examen, il faut bien dire que dans la plupart des cas, le
diabète n'avait été reconnu que fort tard et l'on n'est
pas en droit d'en conclure, que la perte des réflexes existe
dès que la maladie est déclarée. Dans les cas de diabète à

(1) Dans un cas seulement, j'ai trouvé notée la perte des réflexes
plantaires sans indication de l'état des autres réflexes cutanés, et ce
cas avait trait à un diabétique dont les réflexes tendineux étaient
normaux.

évolution lente, elle n'apparaît en général que fort tard ou à l'occasion d'une aggravation de la maladie. Il est difficile de dire, même d'une façon générale, si la perte des réflexes précède le plus souvent les autres symptômes du diabète aggravé ou les suit. Ce qui est certain, c'est qu'elle coexiste le plus fréquemment avec eux et que les réflexes reparaissent toujours lorsque le malade se rétablit complètement.

De tous les auteurs qui, après M. le Prof. Bouchard, ont étudié les réflexes tendineux dans le diabète, M. Rosenstein est le seul qui ait traité la question à ce point de vue. Il professe une opinion contraire à celle de notre maître et à la nôtre. On jugera, en lisant le récit des quelques observations (1) qu'il a publiées à l'appui de sa doctrine, si sa manière de voir est justifiée.

Les cas de ce genre s'observent surtout dans la clientèle privée bien plus qu'à l'hôpital où ils ne se présentent guère à nous qu'à l'occasion d'une complication chirurgicale, un anthrax par exemple, comme dans une observation de M. le Dr Reynier.

Un exemple mieux qu'une longue description permettra de juger la marche que suit l'état des réflexes chez les diabétiques. On en trouvera peu d'observations parmi celles que nous reproduisons.

---

(1) Voir à la fin de ce travail les 9 observations de M. ROSENSTEIN. Elles sont reproduites in extenso,

OBSERVATION III (INÉDITE)

Communiquée par M. le Prof. BOUCHARD.

Le diabète a été reconnu pour la première fois par M. Bouchard en 1876. Outre la présence du sucre, l'analyse des urines fit découvrir des traces d'albumine.

M. X..., accusait comme antécédents des coliques néphrétiques, de l'obésité et de l'eczéma. Pendant l'été de 1878, le malade présenta des accidents cholériformes : diarrhée, vomissements, etc. Complètement remis en septembre, il se sentait bien et ne se plaignait que de suer beaucoup depuis plusieurs mois. Il avait maigri, mais son poids était encore de 86 kilog. 750.

Vers la fin de novembre 1883, M. X..., se trouve moins bien. Il ressent depuis le commencement du mois des douleurs de la nuque et se plaint d'être devenu impuissant.

Ses urines sont fréquentes, mais modérément abondantes ; elles contiennent une assez grande quantité de sucre et beaucoup d'albumine.

Pour la première fois les réflexes tendineux qui ont été conservés jusqu'ici, font absolument défaut. Dix jours après les réflexes reviennent un peu et en mars 1884, ils ont complètement reparu. A ce moment les forces sont bonnes, les fonctions génitales se rétablissent. Les urines contiennent du sucre en quantité modérée ; l'albumine est encore assez abondante. On ne trouve plus que des traces de peptones et le perchlorure de fer donne une réaction peu accusée ; un examen pratiqué au commencement de décembre 1883, indiquait une réaction plus marquée.

Le malade a été revu en décembre dernier ; sa santé est assez bonne, ses forces génitales satisfaisantes. Il urinait deux litres par jour et éliminait 34 gr. de sucre par 24 heures. Les urines renfermaient toujours de l'albumine en assez grande quantité, au moins 0 gr. 80 par litre, pas de peptones, et ne réagissaient plus par le perchlorure de fer.

L'examen des différents viscères permet de constater à la pointe du cœur un léger bruit de galop, par dédoublement du 1er. temps ; l'estomac et le foie étaient normaux.

M. X..., avait eu récemment une hématurie. Les réflexes tendineux abolis reparaissent par l'effort.

CHAPITRE III

Physiologie pathologique.

Les maladies dans lesquelles on a observé la perte des réflexes tendineux peuvent être rangées en trois groupes.

1ᵉʳ *Groupe*. — Celles où cette perte est manifestement due à une lésion d'un point quelconque des arcs diastaltiques tendineux (1) : *a*) lésion du système nerveux central : myélites diverses ; *b*) lésion du système nerveux périphérique : section nerveuse, névrites ; *c*) lésions musculaires : myopathie atrophique progressive (2).

2ᵉ *Groupe*. — Celles où l'on est en droit d'attribuer cette perte à une action purement dynamique, toutes réserves faites au sujet de la possibilité de lésions émi-

(1) Nous ne pouvons reproduire ici toutes les expériences qui ont été faites dans le but de rechercher la nature du phénomène appelé réflexe tendineux, ni les théories qui en ont résulté. Nous renvoyons sur ce point le lecteur aux chapitres que lui ont consacrés MM. Charcot et Vulpian (Voir J.-M. CHARCOT. *Leçons sur les localisations dans les maladies du cerveau et de la moëlle épinière*. Paris, 1878 et 1880, et VULPIAN. *Maladies du système nerveux*, t. II, 1886, 19ᵉ leçon).

(2) LANDOUZY et J. DÉJERINE. De la myopathie atrophique progressive. *Rev. de médecine*, février et avril 1885.

nemment transitoires du système nerveux ; a) névrose :
épilepsie idiopathique (1) ; *b)* intoxications aiguës : chloroforme, éther, etc. ; c) influence inhibitoire : tumeurs
intra-crâniennes diverses (2), etc.

3ᵉ *Groupe*. — Celles enfin ou les autopsies faites jusqu'ici permettent d'attribuer ce signe tantôt à une lésion
des arcs diastaltiques, tantôt à une action purement
dynamique ; a) maladies infectieuses : diphthérie, fièvre
typhoïde, etc. ; *b)* certaines intoxications chroniques :
alcoolisme (3), saturnisme (4), etc. ; c) enfin la vieil-
lesse (5).

Ces trois groupes embrassent, croyons-nous, toutes
les maladies connues qui entraînent parfois la perte des
réflexes.

Dans quelle catégorie ferons-nous rentrer le diabète,
en tant que maladie susceptible d'amener la perte des
réflexes tendineux ?

Si, laissant de côté pour un instant les autopsies que
nous connaissons de diabétiques morts avec la perte des
réflexes tendineux, nous cherchons à interpréter la pathogénie de ce signe avec les théories mises en avant
pour expliquer les autres troubles nerveux du diabète,
cette maladie devrait être classée dans le 3ᵉ groupe.

<hr>

(1) WESTPHAL et GOWERS. In Th. BUZZARD, *loc. cit.* et BEEVOR, in
Semaine médicale, 1887, p. 487.

(2) STEPHEN MACKENSIE. In *Brain*, vol. VI, p. 224.

(3) J. SCHREIDER. *Deutsch. Archiv. f. Klin. med.*, t. XXXV, p. 254.

(4) E. BRISSAUD. *Des paralysies toxiques*. Thèse d'agrégation,
Paris, 1886.

(5) RAVEN. In *Semaine médicale*, 1887, p. 487.

Nous l'attribuerons avec M. Bocker (1) à la déshydratation de la fibre musculaire par le fait de la glycémie, avec M. Christi Buicli et M. le Prof. G. Sée à l'oxygénation insuffisante de la fibre musculaire ; lorsqu'il s'agira de perte de réflexes accompagnée de paraplégie, nous serons en nombreuse compagnie pour faire dépendre ce signe d'une lésion spinale ; si nous voulons le rattacher à une lésion cérébrale, nous n'aurons qu'à nous couvrir de l'autorité de M. Dickinson, et de celle de Marchal de Calvi, si nous pensons qu'il dépend de phénomènes conjonctifs, etc., etc. Mais si sortant de la théorie, nous passons à l'interprétation des cas que nous connaissons, notre embarras ne laisse pas d'être grand. Dans quelques-uns, rares, il est vrai, la perte des réflexes coïncide avec des lésions du système nerveux central qui laissent quelques doutes sur la pathogénie de ce signe. Aussi pour nous former une opinion, devons-nous non plus envisager tous les cas mais choisir parmi eux, ceux qui sont le mieux à même de nous éclairer. Et d'abord, éliminons les lésions cérébrales. Dans la grande majorité des autopsies que nous avons étudiées, et elles sont nombreuses (2), le cerveau était indemne. Les autopsies dans lesquelles l'examen de la moëlle a été fait sont plus rares. Nous n'en connaissons que trois (3) que l'on trouvera relatées dans les observations reproduites à la fin de ce travail. Dans toutes les trois, elle était dépourvue de lésions ; nous ne croyons donc pas non plus que c'est à

(1) Voir DREYFOUS. Th. citée pour tout ce qui a trait à ce paragraphe.
(2) Voir entre autres les obs. VI, XI, XV, XVII, XXII et XXIII.
(3) Voir observations VI, XI et XXIII.

une lésion spinale que l'on a affaire dans la majorité des cas. D'ailleurs comme le prouvent les observations que nous publions, la diminution des réflexes tendineux se rencontre dans toutes les formes du diabète, aussi bien dans le diabète pancréatique que dans le diabète nerveux, et dans toutes ces formes elle apparaît à la même étape de la maladie, lorsque celle-ci commence à devenir grave. Elle marche parallèlement à elle, s'accentuant si le mal progresse jusqu'à devenir absolue, disparaissant si le malade prend le dessus et reprend son état de santé habituel.

Serait-ce à une névrite périphérique comme semble le croire M. Buzzard, lorsqu'il dit en parlant de la perte du phénomène du genou dans le diabète. « Cette absence peut dans beaucoup de cas, j'en suis sûr, être expliquée par une névrite périphérique qui est susceptible de survenir dans le cours de cette maladie. Est-ce là, oui ou non, la seule cause, je n'en sais rien. »

Nous ne le croyons pas davantage. M. Buzzard, n'a étudié qu'un seul réflexe tendineux, le réflexe patellaire et le manque d'étendue de ses recherches semble l'avoir conduit d'autant plus facilement à cette conclusion que souvent l'on observe dans le diabète des névralgies sciatiques, névralgies assez fréquemment associées avec la perte des réflexes du même côté. Mais dans le diabète on n'a pas seulement affaire à la perte d'un seul réflexe tendineux, mais bien de tous, et nous n'avons jamais pu, une seule fois, quand nous avons trouvé la perte absolue des réflexes du genou obtenir un seul autre réflexe tendineux, même par la méthode de M. Jendrassik, qui cependant permet le plus souvent d'en produire plusieurs.

Aussi, avons-nous peine à croire que le diabète puisse produire des névrites périphériques assez généralisées pour entraîner simultanément la perte de tous les réflexes tendineux et sommes-nous disposé à attribuer ce signe à une autre cause.

Pourrions-nous en modifiant un peu la théorie de MM. Christi Buicli et G. Sée, l'attribuer à une désoxygénation, non plus de la fibre musculaire mais bien de la moëlle elle-même ?

Nous avouons être très embarrassé pour répondre à cette question. Nous savons en effet que M. J.-L. Prévost(1), en provoquant l'anémie médullaire chez le lapin, par compression de l'aorte abdominale pendant 40 à 45 secondes, temps insuffisant pour entraîner des altérations musculaires, à réussi à amener l'abolition des réflexes tendineux ; mais ces expériences auraient besoin d'être vérifiées. Il faudrait en généralisant le procédé de M. Jendrassik, produire un effort simultané des muscles d'une autre région. Nous ne pouvons oublier, d'un autre côté, que la clinique nous enseigne que dans l'anémie médullaire on observe toujours l'exagération des réflexes.

Nous ne pensons pas non plus que l'on puisse invoquer l'anhydrémie sans faire certaines réserves. Si la déshydratation des tissus produit une excitabilité exagérée du système nerveux et des crampes musculaires, elle entraînerait aussi, dans le choléra tout au moins, une exagération des réflexes qui persisterait jusqu'à la mort.

(1) J.-L. PRÉVOST. Contribution à l'étude des phénomènes nommés réflexes tendineux. *Rev. méd. de la Suisse Romande*, 15 mars 1881.

Ajoutons toutefois que dans quelques cas à forme typhoïde, les réflexes, sans disparaître complètement, ont paru diminués (Josias) (1). Peut-être a-t-elle une part dans la production du phénomène et son rôle consiste-t-il à rendre les tissus plus aptes à subir d'autres influences?

A quoi donc rattacherons-nous ce signe ? Sera-ce à des altérations humorales autres que celles dont nous avons déjà parlé et à l'épuisement nerveux qui en serait la conséquence ? (2) Préférons-nous invoquer un état défectueux de la circulation médullaire dû aux altérations vasculaires que l'on rencontre si souvent dans cette maladie, ou encore une intoxication produite par une ou plusieurs des substances toxiques que l'on a trouvé dans le sang des diabétiques ?

Nous confessons que les données que nous possédons sont insuffisantes pour résoudre le problème.

Mais au moins, si nous sommes dans l'impossibilité de donner l'explication du phénomène, pourrons-nous écarter sans réserve l'une ou l'autre de ces dernières théories ? Dirons-nous avec M. Rosenstein que « l'absence du phénomène du genou n'est en rapport ni avec la quantité proportionnelle de la glycosurie, ni avec l'élément chimique de l'urine qui fournit la réaction par le perchlorure de fer, ni avec l'acétone (3), et, conclurons-

(1) A. Josias. Du réflexe tendineux dans le choléra, in *Progrès médical*, 31 décembre 1884, p. 1091.

(2) On pourrait citer à l'appui de cette théorie les cas ou M. J. Schreider (*loc. cit.*) a vu le surmenage s'accompagner de perte des réflexes rotuliens.

(3) M. Rosenstein, indique qu'il a fait rechercher l'acétone par un des procédés décrits par M. Jasksh. Cet auteur en cite trois;

nous avec lui « qu'on ne peut la tenir pour causée par une intoxication » (1).

Nous ne le croyons pas et les observations de M. Rosenstein nous paraissent insuffisantes pour justifier ses conclusions ou tout au moins certaines d'entre elles. Que l'absence des réflexes tendineux ne soit pas toujours en rapport avec la glycosurie, cela n'est pas douteux, bien que le plus souvent à une certaine époque de leur maladie, les diabétiques qui ont perdu leurs réflexes aient toujours eu une glycosurie très grande ; mais c'est tout ce que nous pouvons lui concéder. Bien que dans une de ses observations, il cite un malade dont les urines présentaient la réaction par le perchlorure de fer, et la réaction de l'acétone, et dont les réflexes n'étaient pas abolis, nous ne le pensons pas autorisé à conclure qu'il y a une complète indépendance entre les deux phénomènes. Personne ne doute que le chloroforme et l'éther, par exemple, n'entraînent la perte des réflexes tendineux, et cependant à un certain moment de l'intoxication par ces substances, les réflexes sont conservés. Rien n'empêche

nous allons en donner un. On soumet un litre 1/2 d'urine à l'action d'un acide, l'acide phosphorique de préférence, puis on distille le tout. Un des trois procédés, celui de LIEBEN, consiste à soumettre plusieurs centimètres cubes d'urine à l'action de quelques gouttes de potasse caustique et d'iodure de potassium iodé. Si le produit distillé ne contient plus que des traces d'acétone, il se forme aussitôt un précipité intense composé de cristaux d'iodoforme. Ce procédé est très sensible, car on peut aussi par ce moyen démontrer la provenance de l'acétone, même lorsqu'il n'y en a que quelques traces dans l'urine. R.-V. JASKSH, *Manuel de diagnostic des maladies internes* traduit de l'Allemand, par L. MOULÉ, Paris, 1888, p. 261.

(1) ROSENSTEIN. *Loc. cit.*

qu'il en soit de même avec l'acétone et avec les corps qui donnent la coloration rouge vin de Bourgogne par le perchlorure de fer. Il y a plus ici qu'une question de substance, il y a aussi une question de dose qu'on ne saurait négliger sans parler de la résistance propre à l'individu qui doit aussi entrer en ligne de compte. Il y aurait eu peut-être un argument plus puissant à invoquer en faveur de la thèse de M. Rosenstein. Je veux parler de la conservation des réflexes dans l'acétonémie, que M. de Gennes (1) a bien constatée dans les expériences qu'il a faites sur des animaux. Mais encore est-il nécessaire d'examiner avec soin le résultat de ces expériences. M. de Gennes opérait sur les animaux de petite taille, des cobayes, des lapins, et les réflexes dont il a constaté la conservation, étaient les réflexes au chatouillement, à la piqûre, au pincement. Il n'a pas recherché les réflexes tendineux (2). Or, chez les diabétiques les réflexes cutanés sont presque toujours, sinon toujours, conservés alors même que le réflexe tendineux est disparu.

Enfin on pourrait objecter encore que le mode d'intoxication réalisé par l'expérimentation n'est pas le même que celui que l'on observe dans le diabète, et l'on sait que le mode d'absorption d'un poison en modifie les effets.

Nous refusons donc jusqu'à ce que de nouveaux faits viennent nous éclairer, à nier l'influence de l'acétone (3)

(1) P. DE GENNES. *L'acétonémie*, Th., Paris, 1884.

(2) P. DE GENNES. Communication orale.

(3) M. R. V. JASKSH dit à ce sujet : Dans le diabète, l'acétone indique que cette affection remonte déjà à une date ancienne sans cepen-

et des subtances que donnent la réaction par le perchlorure de fer (1), sur l'abolition des réflexes tendineux, à
plus forte raison ne dirons-nous pas que la perte de ces
réflexes ne peut être causée par une intoxication. Outre
les subtances auxquelles on a attribué la réaction par
le perchlorure de fer : acide acétylacétique (Jasksh) (2),
acétylacétate d'éthyle (Seifert) (3), acide éthyl-diacétique
(Gunther et Rupstein) (4), éther éthyldiacétique, éthyl-
diacétate de soude (Mosler (5), Bulh) (6), on a trouvé
dans le sang des diabétiques un grand nombre d'acides
organiques dont la toxicité de quelques-uns ne fait aucun
doute : l'acide acétique, l'acide proprionique, l'acide
butyrique (7), l'acide formique, l'acide lactique, et enfin
l'acide β oxybutirique dont la présence recherchée une
fois (obs. XV) a été constatée.

dant que le pronostic en soit devenu plus défavorable. Le pronostic
dans les cas où il s'agit seulement d'acétonurie (auto-intoxication
avec l'acétone), est toujours défavorable ». *Loc. cit.*, p. 260.

(1) Nous devons cependant dire que M. Bouchard a trouvé 5 fois la
réaction par le perchlorure de fer chez des diabétiques ayant des
réflexes normaux. Mais chez un seul la réaction était bien marquée
et chez ce malade on ne put l'obtenir à un second examen.

(2) R. Von Jasksh. Ueber das vorkommen der acetessigaure in
Harr. *Deut. chimische Gesellschaft*, 1882.

(3) Seifert. *Physikalisch medicinische Gesellschaft Würburg*,
vol. XVII, n° 4, 1882.

(4) Gunther in Rupstein et Rupstein. *Medical Centralblatt*, 1874.
Ueber das Auftreten des acetous beim diabetes mellitus.

(5) Mosler. Untersuchungen ueber die Beschaffenheit des parotiden
Sekrets und deren paktische Verwinkung, *Berl. Kl. Wochen.*, 1886.

(6) Buhl. *Zeitschrift für Biologie*, t. XVI, 1880.

(7) M. Rosenstein l'a rencontré une fois. Il est vrai que les réflexes
étaient conservés (V. obs. XXVIII).

M.. Le Nobel a montré la toxicité de l'acide formique M. Mayer (1) a provoqué la somnolence par le propionate de soude ; M. O. Weber confirmé par Mayer (2), a vu que l'acide butyrique avait une action très toxique sur les chats ; MM. Keim (3) et Preyer, avec 1 gr. 1/2 d'acide lactique par kilog. d'animal, ont obtenu chez le cobaye un abaissement de la température centrale et la mort.

Il n'a pas été fait, à notre connaissance, d'expériences sur la toxicité du β oxybutyrate de soude, mais l'acide β oxybutyrique est un homologue supérieur de l'acide lactique et doit probablement être plus toxique que lui (4).

Nous venons de passer en revue les principales substances toxiques rencontrées dans le diabète, et nous avons rapporté ce que nous savions de leur action sur les tissus. Il en est d'autres sans aucun doute, et parmi celles-ci il y a peut-être quelque poison de la fibre musculaire.

La présence de tant de substances toxiques dans l'organisme du diabétique, jointe aux accidents comateux que l'on rencontre si fréquemment dans cette maladie, nous engagerait, contrairement à l'opinion de M. Rosens-

---

(1) MAYER. Recherches sur l'action toxique de quelques acides de la série grasse. *Arch. für exp. pathol.*, t. XVIII, p. 129.

(2) MAYER. *Loc. cit.*, p. 133.

(3) KEIM. *De la fatigue et du surmenage*, Thèse de Lyon, 1886.

(4) M. STADELMANN (*Deut. Arch.*, Bd XXXVII, p. 548) a trouvé plus de 90 gr., et M. KULZ (cité par LÉPINE, *Rev. de Méd.*, 1887, p. 227) plus de 200 gr. de cet acide dans les urines sécrétées en 24 heures par des diabétiques.

tein, à attribuer la perte des réflexes tendineux à une intoxication, de préférence à toute autre cause.

Nous admettrions volontiers qu'une ou plusieurs de ces substances agissent, soit sur les centres modérateurs du cerveau pour en exalter la puissance, à la façon de certaines impressions morales, la peur par exemple, qui coupe les jambes, suivant l'expression populaire, soit sur un des éléments constitutifs de l'arc diastaltique tendineux : sur les nerfs périphériques, comme le curare, ou sur les muscles comme le sulfo-cyanure de potassium. Peut-être aussi la perte des réflexes résulte-t-elle de la combinaison de plusieurs actions toxiques. Évidemment nous n'aurions pas affaire à une intoxication toujours très marquée, du moins au début de la maladie, puisqu'une amélioration dans l'état général du malade permettait à son organisme d'en détruire facilement les effets.

Il y a bien une objection à faire à cette hypothèse. On nous demandera comment il se fait, si nous admettons une action toxique, que cette influence se fasse sentir inégalement des deux côtés du corps et n'entraîne pas toujours une diminution des réflexes égale de chaque côté. Nous répondrons que parfois un des côtés est plus apte à ressentir cette influence, qu'il présente un *locus minoris resistantiæ* (dans les cas de sciatique unilatérale, par exemple) et qu'une action trop faible pour entraîner la perte totale des réflexes, suffit pour amener la disparition de quelques-uns. Et de plus, nous ferons remarquer que, dans les cas où l'on a invoqué une influence inhibitoire pour expliquer la perte des réflexes rotuliens ou leur exagération, on a observé le même

phénomène. Cette influence existe, l'expérience de
M. Herzen (1), l'arrêt du phénomène du genou qui se
produit quand on comprime le sciatique (Nothnagel) (2),
la suppression de la contraction spasmodique des muscles du membre inférieur par la flexion du gros orteil
(Brown-Séquard) (3) le prouvent. Nous ne savons si dans
celles de ces expériences qui permettaient de le faire, on
a noté des inégalités.

Il se pourrait aussi que certaines sections de tissus
de même nature emmagasinent une quantité de poisons
plus considérable que d'autres, et que là réside toute la
cause de ces inégalités.

Nous conclurons donc que, si nous ne sommes pas
encore en mesure de dire à quelle cause il faut attribuer
la perte des réflexes tendineux dans le diabète sucré, ce
signe est dû vraisemblablement à une cause purement
dynamique et que l'on ne peut affirmer qu'elle n'est pas
produite par une intoxication. Nous ajouterons que si
nous étions obligé de choisir entre toutes les hypothèses
faites jusqu'ici pour expliquer sa pathogénie, nous nous
rangerions plus volontiers parmi les partisans d'une
action toxique dont, il nous faut l'avouer, nous ne connaissons pas encore l'agent.

(1) VULPIAN. *Loc. cit.*, p. 166.

(2) NOTHNAGEL. *Arch. für psych. und Nervenheilk.*, VI, p. 332.

(3) BROWN-SÉQUARD. Sur l'arrêt immédiat de contractions violentes
par l'influence de l'irritation de quelques nerfs sensitifs. *Arch. de
phys.*, 1868, p. 157.

CHAPITRE IV

Valeur diagnostique de la perte des réflexes tendineux dans le diabète sucré.

Pour juger la valeur de ce signe au point de vue du diagnostic, il est nécessaire de bien connaître tous les cas dans lesquels il a été constaté.

Avant les recherches de M. Jendrassik on croyait d'après les observations de MM. Bannister (1), Eulenburg (2), O. Berger (3), Bloch (4), Pelizaeus (5), que la perte des réflexes tendineux se rencontrait dans une certaine proportion chez les gens sains.

M. Jendrassik (6) a examiné par sa méthode 1,000 personnes bien portantes ou malades ; les malades atteints d'affections nerveuses exceptés.

Par la méthode ordinaire d'expérimentation, les réflexes rotuliens (c'est toujours de ces réflexes qu'il s'agit

(1) BANNISTER. *Chicago Journal of Nervous and mental disease*, oct. 1878.

(2) EULENBURG. *Verhandlungen der Naturforscher zu Eisenach*, 1882.

(3) O. BERGER. *Loc. cit.*

(4) BLOCH. *Loc. cit.*

(5) PELIZAEUS. *Loc. cit.*

(6) JENDRASSIK. *Loc. cit.*

avec M. Jendrassik), étaient faibles chez 9. Avec la contraction des bras, la secousse était forte chez tous les 9.

Le réflexe manquait d'un côté chez 6 et était faible de l'autre côté chez ces mêmes patients. Il obtient facilement la contraction du triceps dès que le malade fit un effort des bras.

Enfin chez 16, le phénomène du genou manquait complètement des deux côtés. « Des deux côtés, dit-il,
« le réflexe ne put être produit par les méthodes ordi-
« naires d'expérimentation sur 16 personnes (1,6 0/0),
« bien que j'eusse fait les recherches avec beaucoup de
« soin et avec toutes les précautions possibles ; chez
« 15 de ces personnes, il fut facile d'obtenir le réflexe
« par l'extension des bras, tandis que chez une, le phéno-
« mène manqua complètement ; c'était un malade atteint
« de diabète sucré, maladie dans laquelle plusieurs au-
« teurs ont, dès maintenant, constaté l'absence du phé-
« nomène du genou (1) ». Il compare les résultats qu'il a obtenus par la méthode ordinaire, avec ceux de M. O. Berger, et fait remarquer qu'il sont absolument conformes, M. O. Berger en effet avait trouvé le réflexe absent chez 1,56 0/0 des individus sains ; il ajoute qu'avec sa méthode on pourra facilement découvrir ceux qui n'ont qu'une perte apparente des réflexes de ceux qui présentent une perte totale, et il conclut que ces derniers sont toujours des malades dont on doit rechercher la maladie. En entrant dans le détail des cas qu'il a observés, il raconte que 5 des malades de la dernière catégorie, qu'il

(1) JENDRASSIK. *Loc cit.*

pouvait voir souvent, présentaient les particularités sui-
vantes. Chez 2 on obtenait parfois le réflexe par la
méthode ordinaire ; on] ne le trouvait jamais chez les
3 autres qu'il a suivis pendant un an et demi. Chez tous,
l'examen réussissait par la contraction simultanée des
bras.

Il est amené a révoquer en doute les résultats de
MM. Bloch et Pelizaeus, qui ont trait à l'état des réflexes
chez les enfants. Dans sa statistique, les enfants fournis-
sent 60 observations. Chez tous, les réflexes étaient
normaux.

M. Buzzard (1) qui cite ces expériences en adopte les
conclusions et admet comme M. Jendrassik que, ce procédé donnant 0 0/00 chez les gens sains, la perte du réflexe rotulien est un signe sur la valeur duquel on peut
compter.

Nous avons déjà cité un grand nombre des maladies
dans lesquelles on a observé la perte de tous ou de quelques-uns des réflexes tendineux.

Ces cas embrassent, avons-nous dit, plusieurs groupes.
Dans le premier, on peut s'attendre à trouver une lésion
siégeant sur un point quelconque du parcours, des arcs
diastaltiques tendineux et nous avons fait rentrer dans
ce groupe :

1° Toutes les variétés de myélites ;

2° Les névrites périphériques ;

3° Certaines myopathies.

Nous n'insisterons pas sur les myélites ; toutes peuvent
en effet produire, à un moment donné de leur évolution,

(1) Buzzard. *Loc. cit.*

des lésions de l'arc diastaltique tendineux et c'est par ce mécanisme, croyons-nous, qu'elles entraînent le plus souvent la perte des réflexes.

Dans toutes ces maladies, la perte des réflexes tendineux est rarement générale, le plus souvent elle est localisée à une partie seulement du corps et il n'est pas rare qu'avec la perte de certains réflexes, on observe l'exagération de quelques autres. L'exemple le plus frappant, que nous connaissions a trait à un cas de sclérose en plaques, dans lequel MM. Beevor et Buzzard (1) ont rencontré la perte du réflexe patellaire coexistant avec la trépidation spasmodique du pied du même côté. M. Buzzard ajoute que par la méthode de M. Jendrassik il obtenait un léger réflexe du côté opposé « où il est ordinairement absent, selon toute apparence ». Il explique ce double phénomène en supposant un îlot de sclérose siégeant à la fois dans la substance grise antérieure du renflement lombaire au centre du réflexe patellaire (région qui correspond aux 2e, 3e et 4e nerfs lombaires) (2), et sur le cordon antéro-latéral.

Les autres maladies qui s'accompagnent de la perte des réflexes tendineux ne sauraient plus être classées d'après les lésions qu'elles produisent, bien que pour plusieurs d'entre elles, il est à peu près prouvé que la perte des réflexes est due à une lésion nerveuse.

Dans ce groupe nous trouvons :

(1) Buzzard. *Loc. cit.*

(2) Voir Rendu et Gombault. *Revue des sc. méd.*, VII, p. 325 et 329 et Byrom Bramwell, cité par Grasset. *Mal. du système nerveux*, 3e édit., p. 487.

En première ligne, les intoxications chroniques; mais c'est surtout dans les cas où ces maladies ont entraîné des paralysies que le fait a été constaté : la paralysie alcoolique où la perte du réflexe patellaire a été notée pour la première fois par Glynn (1), l'alcoolisme chronique (2), les paralysies arsénicales (Da Costa, Seeligmuller, Jaeschke), les paralysies par le sulfure de carbone (Berbès, Rendu), les paralysies saturnines (Brissaud) (3).

Puis viennent les maladies infectieuses accompagnées ou non de paralysie. Nous avons déjà cité la diphtérie, la tuberculose, la fièvre typhoïde ; ajoutons le cas de M. Reynier (4) où la perte des réflexes survint chez un malade, alcoolique il est vrai, atteint de lymphangite érysipélateuse, et celui de M. P. Berger (5) où elle fut observée dans un cas de lymphangite gangréneuse chez un albuminurique.

Enfin, certaines maladies nerveuses dont la pathogénie nous est mal connue, comme la maladie de Thomsen (6).

Dans toutes ces maladies, on rencontre la perte des réflexes tendineux, mais d'une façon très irrégulière

(1) GLYNN. Case of alcool paraplegia. *Liverpool med. chir. journal.* July 1883.

(2) J. SCHREIDER. *Loc. cit.*, p. 254.

(3) E. BRISSAUD. *Des paralysies toxiques.* Th. agrég. Paris, 1886. Consulter ce travail pour tout ce qui a trait à l'état des réflexes dans les paralysies toxiques.

(4) REYNIER. *Loc. cit.*

(5) P. BERGER. *Eod. loc.*

(6) BUZZARD. *Loc. cit.*

aussi ne sait-on encore si on doit l'attribuer à une cause univoque.

Il est enfin un autre groupe de maladies où il semble que les lésions constatées parfois, ou l'absence de lésions doivent faire songer que la perte du réflexe tendineux est due à une action purement dynamique. Je veux parler de certains cas de méningite cérébrale (Hughlings Jackson, Biggs de Harrow), de tumeur cérébelleuse (Ray), de tumeur intra-crânienne, d'apoplexie (Buzzard), d'hémorrhagie cérébrale (Kesteven et Buzzard), d'épilepsie idiopathique (Westphal, Gowers et Beevor) (1), d'hystérie enfin lorsque l'anesthésie est très prononcée (Vulpian)(2). Il est difficile en effet, dans ces cas, de penser que la perte est due à une lésion siégeant sur le parcours des arcs diastaltiques des réflexes tendineux, et si, avec M. Buzzard nous admettons que dans la méningite cérébrale la perte des réflexes peut-être attribuée à une propagation de l'inflammation aux méninges spinales, il faudra bien pour les autres maladies invoquer une influence inhibitoire.

La connaissance de ces maladies suffira la plupart du temps pour nous permettre de faire le diagnostic. Celui-ci n'est réellement difficile à établir qu'avec le tabès au début, la paralysie diphtéritique, la maladie de Friedreich (3), maladies dont nous savons que la perte de réflexes tendineux peut être parfois le seul symptôme; et dans les cas de coma, avec le coma urémique

(1) Buzzard. *Loc. cit.* et *Semaine médicale*, 1887, p. 487.
(2) Vulpian. *Loc. cit.*, t. II, p. 160.
(3) Ormerod et Buzzard, in Buzzard. *Loc. cit.*

(Rosenstein) (1). Il suffira d'avoir eu l'attention appelée
sur ce point, pour faire l'analyse des urines, qui, le plus
souvent permettra de faire le diagnostic au premier
examen. Il est bon de savoir que dans la polyurie
essentielle, les réflexes sont parfois exagérés comme
M. Ollivier (2) a eu l'occasion de le constater deux fois,
pour que ce seul signe permette d'éliminer le diabète sucré.
Dans les très nombreuses observations que nous avons
dépouillées pour faire ce travail, nous n'avons vu la
glycosurie s'accompagner d'exagération des réflexes que
6 fois : 2 fois chez des hémiplégiques anciens et du côté
paralysé seulement (3), 2 autres fois il s'agissait de
sclérose en plaques compliquée de diabète (cas de
B. Edwards (4) et de Richardière) (5). Dans le 5ᵉ cas une
glycosurie passagère survint chez une névropathe de
68 ans, qui venait d'avoir une coqueluche bénigne
(Dreyfous) (6) ; enfin nous avons trouvé noté, dans un cas
de M. Bouchard, l'exagération des réflexes rotuliens
chez un malade qui avait, à plusieurs reprises présenté
des réflexes normaux. Cette constatation est toute récente, le malade n'a pas été revu, on ne peut dire à quelle

(1) ROSENSTEIN. *Loc. cit.*

(2) OLLIVIER. *Clinique des Enfants-Malades.* 30 janvier 1888
(Inédite).

(3) Voir, page 21.

(4) B. EDWARDS. Glycosurie au cours de la sclérose en plaques,
in *Revue de méd.*, août 1886.

(5) RICHARDIÈRE. De la glycosurie et du diabète dans la sclérose
en plaques, in *Rev. de méd.*, juillet 1886.

(6) DREYFOUS. De l'exagération du réflexe rotulien chez les glyco-
suriques, in *Rev. de méd.*, décembre 1886.

cause il convient de rattacher cette exagération qui n'a été constatée qu'à un seul examen.

Nous n'insisterons pas plus longtemps sur l'importance que peut avoir la perte des réflexes tendineux dans le diabète. On comprendra facilement qu'un signe que l'on est appelé à rencontrer si souvent puisse mettre sur la voie du diagnostic. Nous reproduirons ici deux observations, déjà publiées par M. Bouchard, où la constatation de la perte des réflexes tendineux mit sur la voie du diagnostic. Nous les avons choisies bien qu'elles soient déjà connues parce qu'elles nous ont paru être les plus concluantes. MM. Marie et Guinon, rapportent deux autres observations, l'une qui leur appartient, l'autre empruntée à la statistique de M. le Prof. Bouchard, où la perte du réflexe tendineux aida à reconnaître le diabète sucré.

OBSERVATION III

Ch. BOUCHARD. *Leçons sur les auto-intoxications dans les maladies,* p. 265 et 266. Paris, 1887.

Il y a deux ans, l'odeur de l'haleine me fit établir le diagnostic dans un cas où, chez un enfant, des accidents comateux avaient éclaté brusquement. On ne savait pas cet enfant malade lorsqu'il fut ramené du collège dans sa famille en état de coma complet. La peau était sèche, et le réflexe patellaire aboli. Guidé par l'odeur de l'haleine et par l'absence du réflexe, je pensai trouver du sucre dans l'urine ; mais comme l'enfant n'urinait pas, je fis laver les parties du pantalon qui avaient du être souillées par l'urine ; dans l'infusion ainsi obtenue, je constatai la réaction du sucre, et je pus diagnostiquer un coma diabétique qui se termina par la mort au bout de quelques heures.

Observation IV

Ch. Bouchard. *Association française pour l'avancement des sciences,*
session de Blois. In *Semaine médicale,* 1884, p. 372.

Je fus appelé auprès d'un de mes confrères atteint d'une
rétention d'urine accompagnée d'accidents généraux graves.
Mon attention, comme celle du médecin qui le soignait et qui
m'avait fait mander, n'était appelée sur aucune cause locale de
rétention d'urine, je pensai aux maladies nerveuses qui avaient
pu occasionner cette dysurie, et je percutai le tendon rotulien :
le réflexe était aboli. Le premier mot de mon confrère fut
ataxie locomotrice ; mais le malade n'était nullement ataxique
et ses urines contenaient une grande quantité de sucre. La
dysurie avait été amenée par la sécrétion exagérée de l'urine
et la réplétion constante de la vessie.

Il nous semble oiseux d'insister sur la valeur diagnostique d'un signe que l'on est appelé à rencontrer si
souvent dans cette maladie. Nous pouvons lui appliquer
l'heureuse expression de M. le Prof. Jaccoud et dire,
qu'avec tous les autres troubles nerveux du diabète, il
se trouve élevé à la hauteur de *signe révélateur* de la
maladie.

CHAPITRE V

Valeur pronostique de la perte des réflexes tendineux dans le diabète sucré.

Excepté M. Rosenstein, tous les auteurs étrangers, qui ont signalé la perte des réflexes tendineux chez les diabétiques, ont négligé de s'occuper de la valeur pronostique de ce signe. M. Rosenstein a observé deux diabétiques qui présentaient la perte des réflexes tendineux avec une glycosurie peu marquée, aussi en conclut-il que la perte des réflexes est indépendante de la glycosurie et que sa valeur pronostique est nulle. On pourrait s'étonner d'une telle conclusion après avoir lu les remarques dont il la fait précéder.

« En effet, dit-il, s'il est exact que les cas dans lesquels j'ai vu manquer le phénomène du genou appartenaient *presque tous* à la forme grave du diabète, forme dans laquelle l'abstention de toute espèce d'hydrocarbures, ne suffit pas pour faire totalement disparaître le sucre de l'urine, on est néanmoins en droit de rattacher à la forme légère de cette maladie l'observation de la vieille dame, qui n'élimine que 0,7 0/0 de sucre, ainsi que celle qui porte le n° IX (1), et qui témoigne d'une réduction de la

(1) Obs. XXVIII de cette thèse.

glycosurie à 0,5 0/0 pour un volume d'urine modéré, et cependant, même dans ce cas, le phénomène du genou continue à manquer » (1). (Voir ces observations à la fin de la Thèse.)

Mais la lecture de ces observations augmente encore l'étonnement. Bien que M. Rosenstein n'indique pas pendant combien de temps il a suivi ses malades, il laisse supposer que ce temps n'a pas dû être fort long, et l'on peut se demander s'il ne les a pas observés pendant une période grave de leur maladie, et si un examen plus prolongé n'aurait pas permis de constater le retour des réflexes, en même temps qu'on aurait vu survenir une amélioration plus considérable encore de leur état.

Mais là n'est pas la seule critique que l'on puisse faire de ses conclusions. Forme légère du diabète, pour M. Rosenstein, semble synonyme de diabète accompagné d'une glycosurie peu abondante, car rien autre dans la lecture de ses 2 observations, ne nous permet de supposer que nous avons réellement à faire à une forme légère de la maladie.

S'il est vrai que souvent la glycosurie diminue en même temps que l'état du diabétique s'améliore, on a malheureusement vu souvent le contraire. MM. Pavy (2) et Ogle (3), ont vu des paralysies survenir alors que le sucre avait disparu de l'économie, et MM. Bernard et

(1) ROSENSTEIN. *Loc. cit.*
(2) V. Thèse de DREYFOUS.
(3) OGLE. On diseases of the brain *Guy's. Hospital Reports*, t. I, 1866.

Feré (1), alors que les urines n'en contenaient plus depuis plusieurs mois. Chacun sait que la diminution des urines et du sucre coïncide avec l'apparition du coma. Aussi ne chercherons-nous pas à démontrer plus longtemps un fait admis par tous, et nous contenterons-nous de renvoyer nos lecteurs à l'observation XIV dans laquelle M. Reynier a observé une fois de plus ce fait si fréquent.

Les auteurs français sont unanimes pour admettre que la perte du réflexe tendineux chez les diabétiques est un signe qui aggrave le pronostic. MM. Cornillon et Mallat (2) l'ont observé dans le diabète acétonémique, forme grave entre toutes.

« Les réflexes rotuliens, disent-ils, ne jouissent pas de leur intégrité normale, toujours affaiblis, même dès le début, ils finissent par disparaître lorsque la maladie est arrivée à la dernière période, tantôt l'affaiblissement des réflexes porte sur un seul côté, tantôt sur les deux; il n'y a rien de fixe à ce sujet, le plus souvent sur les deux à la fois. »

MM. Marie et Guinon et surtout M. Reynier, ont insisté sur la valeur pronostique de la perte des réflexes tendineux. Les cas de M. Reynier ne permettent guère de nier cette valeur. Sur 8 diabétiques qu'il a opérés, 3 avaient conservé leurs réflexes rotuliens, tous les trois ont guéri. Le 1er avait été opéré d'un kyste sébacé de la

(1) BERNARD et FERÉ. Des troubles nerveux observés chez les diabétiques. *Arch. de Neurologie.* Novembre 1882.

(2) J. CORNILLON et A. MALLAT. Considérations sur le diabète acétonémique. In *Progrès médical*, 1886, p. 304.

joue. Le 2ᵉ d'un épithélioma de la lèvre inférieure ; le 3ᵉ d'un ongle incarné compliqué d'un certain degré d'inflammation de l'orteil ; les réflexes rotuliens du 4ᵉ étaient diminués, il fut opéré au thermo-cautère d'un anthrax volumineux de la nuque, il guérit et ses réflexes redevinrent normaux. Dans les 4 autres cas enfin, le réflexe rotulien était aboli, tous les 4 se terminèrent par la mort. A l'un, il fit de larges incisions au thermo-cautère pour une angioleucite gangréneuse à marche rapide, survenue à la suite d'une blessure légère du pied ; le second subit la même opération pour une lymphangite gangréneuse développée dans des conditions analogues. La malade qui fait l'objet de la 3ᵉ observation avait un phlegmon de la main et mourut en deux jours. Enfin dans le 4ᵉ cas, il s'agissait d'une dame de 67 ans atteinte d'une gangrène diabétique du gros orteil qui se termina par la mort. Depuis la publication de ces observations, M. Reynier a eu l'occasion d'opérer deux autres diabétiques. Tous deux avaient leurs réflexes tendineux, tous deux guérirent.

De pareils cas, s'ils étaient plus nombreux, autoriseraient à porter un diagnostic fatal chez les diabétiques atteints d'affections chirurgicales et présentant la perte des réflexes tendineux. L'observation VII que nous devons à l'obligeance de M. le Dʳ Letulle montre que parfois, même dans ce cas, on observe la guérison, mais on peut à coup sûr prédire que l'on assistera à l'évolution d'accidents très graves et on peut comme tel la citer à l'appui des considérations que M. Reynier a placées en tête de son travail.

« L'absence de ce réflexe, dit-il, doit empêcher le chi-
« rurgien de toucher au malade à moins d'absolue né-
« cessité, et doit lui faire porter un pronostic grave, sa
« présence peut lui donner un peu moins de crainte,
« tandis qu'en cas de diminution, il doit attendre et por-
« ter un pronostic réservé. »

Il a eu d'ailleurs l'occasion d'appliquer les règles qu'il propose. Dans l'obs. XIV, que nous lui avons empruntée, on verra qu'il ne cacha pas les craintes que lui inspirait l'état de la malade, et qu'il en fit part à la famille que le pronostic du médecin traitant avait rassurée. Quelques jours plus tard, la mort de la malade vint prouver combien il avait eu raison.

Il n'est guère facile, la plupart du temps, pour le médecin, de savoir ce que deviennent les malades qu'il a eu l'occasion d'observer. Cependant soit dans les hôpitaux, soit en ville, on parvient parfois à connaître la terminaison de la maladie. Si nous totalisons tous les décès qui ont été notés chez les 210 malades qui nous ont servi à établir notre statistique, nous trouvons signalée la mort 25 fois.

Les cas se répartissent ainsi :

MM. Bouchard	{ Clientèle — 7 + 5...	= 12
	{ Hôpital. — 5 + 1...	= 6
Landouzy	— 0 + 0...	= 0
Rosenstein	— 2 + 0...	= 2
Marie et Guinon... ...	— 0 + 0...	= 0
Reynier	— 4 + 0...	= 4
Nivière	— 1 + 0...	= 1
	19 6	25

Ces chiffres nous montrent que dans des conditions identiques la mort est survenue 19 fois sur 89 ou 21, 34 fois 0/0 ou 1 fois sur 4, 68 chez des diabétiques ayant perdu leurs réflexes, et 6 fois sur 121, où à peu près 5 fois sur 100, 1 fois sur 20,16 seulement, chez ceux qui les avaient conservés.

Comme toute statistique, plus que toute autre même, celle-ci peut être entachée d'erreur. Mais l'écart est trop grand pour qu'on n'ait le droit d'en conclure que la perte des réflexes chez les diabétiques aggrave le pronostic, et c'est la seule conclusion que nous en voulions tirer.

Devra-t-on renverser la proposition et dire que tout diabétique qui a conservé ses réflexes est par cela même hors de danger ?

Non, certes. Nous reproduisons l'observation d'un malade qui avait conservé ses réflexes jusque très peu de temps avant la mort, sinon jusqu'au dernier moment, l'examen n'ayant pas été fait pendant les derniers jours de sa vie (1). Nous connaissons des exemples de diabétiques morts avec des réflexes normaux. Mais ces cas quelque nombreux qu'ils soient ne modifient en rien ce que nous avons annoncé, à savoir : que tout diabétique qui a perdu ses réflexes, est un malade qui est atteint d'un diabète grave, ou qui traverse une période grave de sa maladie (2).

(1) V. obs. XII.
(2) La persistance des réflexes peut cependant inspirer une plus grande confiance. Dans l'obs. X, que nous devons à l'obligeance de M. le Dr René Grenier, on verra un malade présenter des symptômes graves qui n'eurent pas les conséquences fâcheuses qu'ils donnaient le droit de redouter.

CHAPITRE VI

Indications thérapeutiques.

La perte des réflexes tendineux ne comporte, croyons-nous, d'autres indications thérapeutiques que l'obligation pour le chirurgien de s'abstenir d'opérer toutes les fois qu'il le peut. Peut-être démontrera-t-on que les diabétiques qui présentent ce symptôme supportent moins bien telle ou telle médication et se trouvent mieux de telle ou telle autre : jusqu'ici l'expérience est encore à faire. Mais la non-intervention opératoire est une indication formelle qui ressort des faits que nous avons étudiés. Le chirurgien doit être plus prudent encore, avec un diabétique qui n'a plus de réflexes, qu'avec celui qui les a conservés. S'il ne doit pas faire d'opération de complaisance à l'un, encore moins doit-il consentir à opérer l'autre à moins d'absolue nécessité. Il s'exposerait non seulement à faire une opération inutile mais presque toujours à perdre son opéré.

On devra donc soigner le diabétique qui se présente sans réflexes, comme le diabétique ordinaire, en prescrivant un régime alimentaire azoté sans en trop exagérer la rigueur, des exercices méthodiques, des alcalins, etc.

Il conviendra d'être prudent dans le choix des médicaments, d'éviter toute médication perturbatrice et de surveiller l'emploi des narcotiques qui, on ne l'oubliera pas, ont été incriminés par Taylor (1) et accusés par cet auteur de produire le coma.

(1) TAYLOR. In Thèse de DREYFOUS.

OBSERVATIONS

OBSERVATION VI (INÉDITE)

Communiquée par M. le prof. BOUCHARD.

C..., Léon, 28 ans, garçon de lavoir, a joui jusqu'à ces derniers temps d'une bonne santé. Il y a 5 mois, il s'aperçut qu'il maigrissait rapidement, en même temps qu'il urinait beaucoup et avait une faim vorace.

Le 23 décembre 1881, il entre à l'hôpital, dans le service de M. le Prof. Bouchard où l'on constate qu'il est atteint de diabète sucré. Il y séjourne jusqu'au 15 février 1882, et pendant son séjour, son poids diminue de 3 kil. Depuis cette époque, la faiblesse augmente, aujourd'hui il se sent incapable de travailler, et le 6 mars 1882, il entre à Lariboisière, salle St-Landry, n° 4.

Il pisse 5 à 8 litres d'urine, élimine jusqu'à 571 gr. 87 de sucre et 20 à 25 gr. d'urée par 24 h. Son poids, de 50 kilogr. le jour de l'entrée descend à 47 kilogr. 200 en trois semaines. A cette époque on constate un peu d'œdème autour des malléoles et l'absence complète des réflexes patellaires.

Pendant deux mois, son état reste à peu près stationnaire. Il est toujours très fatigué et tousse un peu, bien qu'à l'auscultation on ne découvre rien d'anormal. La quantité d'urine émise par 24 heures, oscille entre 5 et 8 litres, le sucre éliminé dans le même espace de temps entre 240 et 750 gr., l'urée atteint 36 gr. On constate des traces d'albumine à plusieurs reprises. Son poids remonte à 48 kilog. 600 pour tomber à 45 kilogr., le 24 juin. A cette époque, on ne trouve presque plus d'albumine dans les urines, et celles-ci traitées par la potasse et l'éther donnent après réduction par la chaleur un précipité représentant 0 gr. 40 centig. du sulfate de quinine absorbé. Or, il en prend 1 gr. par jour.

1er juillet. L'état paraît s'améliorer un peu, le malade a meilleure mine et tousse moins, cependant on perçoit un bruit de cuir neuf très net sous la clavicule droite: Poids, 49 kil. 500 gr.

10 juillet. Le malade a présenté à plusieurs reprises un œdème fugace des pieds, qui a fini par s'établir à demeure. Il tousse beaucoup et l'expiration est prolongée au sommet droit. La quantité d'urine est à peu près la même. Un dosage du sucre a donné 358 gr. 40 par 24 heures.

Il pèse 46 kilogr.

11 juillet. Le malade présente sur la face dorsale de la langue, sur la voûte palatine et à la face interne de la commissure droite, des dépôts d'un blanc caséeux sous lesquels la muqueuse est extrêmement rouge. Muguet. Il se plaint en outre d'un point de côté à gauche. Rien d'anormal à l'auscultation. T., 40°. Urines, 6 litres.

On prescrit gargarisme : borate de soude, 8 gr. ; eau, 200 gr.

12 juillet. La bouche va un peu mieux. Crachats très abondants, visqueux, nauséeux, sanguinolents. La respiration est légèrement soufflante dans l'aisselle gauche.

Temp., 39°,2 ; 38°,7.

On prescrit quinine, 3 grammes.

Urines, 5 litres 1/2.

13 juillet. Les urines ont une odeur très prononcée d'alcool; 3,900 grammes.

Urée, 28 gr. 275 dans les 3,900 gr. d'urine. Muguet moins abondant. Crachats visqueux, sanguinolents. Le malade présente depuis quelques jours un état de dépérissement qui s'accentue de plus en plus. Temp., 38°,1, 38°,8.

14 juillet. Temp., 39°, 39°,2. On prescrit 3 gr. de sulfate de quinine.

15 juillet. Au moment de la visite, le malade en voulant prendre son crachoir, retombe sur son lit. Nous constatons immédiatement que le pouls a disparu et le cœur cessé de battre. La respiration artificielle pratiquée pendant près d'une heure, ainsi que la respiration bouche à bouche restent sans effet. La mort est donc bien réelle.

Autopsie. — Le 16 juillet, 24 heures après la mort. Le cadavre est assez bien conservé. Légère coloration verdâtre de l'abdomen. A l'ouverture du thorax, on constate des adhérences assez fortes au niveau du lobe supérieur du poumon droit, ainsi que quelques adhérences au sommet. A gauche, les deux feuillets pleuraux sont adhérents dans toute leur étendue. Le poumon droit est très congestionné, à peine crépitant dans le tiers inférieur. On trouve 4 ou 5 noyaux de broncho-pneumonie disséminés dans les lobes moyen et inférieur. Pas de signes de tuberculose au sommet.

Au sommet du poumon gauche, on trouve un foyer de pneumonie caséeuse gros comme une noix dont le milieu ramolli forme caverne. Autour de ce foyer, de nombreux foyers en voie de ramollissement variant du volume d'une lentille à celui d'une noisette. Le reste du poumon est dur et laisse échapper une sanie rougeâtre.

Les deux *poumons* exhalent une forte odeur d'alcool.

Le *foie* est entièrement adhérent aux organes voisins (diaphragme, estomac). Poids 1750 gr. — Mou, très friable. Dégénérescence cadavérique assez avancée. A la coupe, le foie présente une coloration rougeâtre sur laquelle se détachent des îlots jaunâtres abondants.

Le *pancréas* est sain. Poids, 101 gr.

La *rate* est absolument diffluente. Périsplénite intense. Poids 140 gr.

Les *reins* sont gros 210 gr. La capsule est peu adhérente. La substance corticale d'un blanc rosé est augmentée de volume. La substance médullaire est pâle.

Le *cœur* est extrêmement mou. — Poids, 230 gr., surcharge

graisseuse : au niveau de l'oreillette droite. Plaque laiteuse à la pointe du ventricule droit ; teinte jaune sale du myocarde. Cavités droites vides ; endocarde pâle ; pas de traces de·lésions valvulaires. Cavités gauches vides ; endocarde pâle. Sur la face ventriculaire de la valvule mitrale au voisinage de l'anneau fibreux, on voit 3 ou 4 petites plaques jaunâtres de la grosseur d'un grain de millet.

Cerveau. — Méninges d'une teinte légèrement opaline. Écoulement d'une grande quantité de sérosité rougeâtre. La substance blanche du 4ᵉ ventricule, bulbe et protubérance parfaitement sains.

Moëlle épinière. — Liquide céphalo-rachidien abondant. La moëlle pâle, ferme, est dans un état d'intégrité complète.

Observation VII (inédite)

Communiquée par M. le Dr Letulle, médecin des hôpitaux.

Diabète sucré. — État névropathique héréditaire. — Rétraction de l'aponévrose palmaire. — Lymphangite gangréneuse du pied droit. — Perte des réflexes tendineux constatée pendant 15 mois au bout desquels apparaît une gangrène du pied gauche.

M. X..., 56 ans, de constitution robuste et appartenant à une famille arthritique est atteint, dans les premiers jours du mois de mars 1887, d'une lymphangite légère développée au pourtour du 4ᵉ orteil du pied droit.

L'origine de cette lymphangite réside dans une irritation intense produite par l'application de pommade excitante sur un œil de perdrix. En quelques jours, cette lymphangite prit des proportions considérables, en même temps qu'elle présentait tous les caractères d'une gangrène aiguë détruisant rapidement la peau et le tissu cellulo-adipeux sous-cutané de la presque totalité du dos du pied. Dès le début, on constatait la présence du sucre dans l'urine, le malade rendant 200 à 250 gr. de glycose par 24 heures. Jusqu'alors le diabète avait passé inaperçu, M. X..., n'ayant jamais consulté aucun médecin et ayant seulement la réputation d'un fort mangeur. On se rappela toutefois que, depuis près d'une année, une soif assez vive s'était établie condamnant le malade à la consommation de 2 à 3 litres de vin par jour.

Après de nombreuses péripéties plus graves les unes que les autres, telles que le développement à la plante du pied de vastes collections gangréneuses qui mirent complètemet à nu la totalité de l'aponévrose plantaire, et exigèrent l'établissement de plusieurs tubes à drainage, la guérison s'établit définitivement après huit mois de séjour à la chambre. La glycosurie avait persisté pendant tout ce temps sans grande modification, sauf au moment des premières sorties au grand air, époque à laquelle le malade ne rendit plus que 60 à 80 grammes de sucre. Pendant toute la durée de cette maladie les réflexes tendineux maintes fois recherchés, firent toujours défaut, alors que les réflexes cutanés étaient conservés.

Bientôt, la convalescence était complète, le malade reprenait sa vie active ; le taux de sa glycosurie ne dépassait plus 100 à 150 gr. par jour et la guérison eut été réputée complète si un état nerveux hystériforme, déjà manifeste pendant la première phase de la maladie, ne s'était développé d'une manière extrême. L'impressionnabilité du malade était devenue telle que la moindre contrariété, les bruits habituels qu'il entendait chaque jour (chant des oiseaux, sifflet de chemins de fer, roulement de voitures, etc.), occasionnaient presque quotidiennement des crises nerveuses convulsives, s'accompagnant de sanglots, de larmes, d'agitation prolongée (1).

(1) M. le Dr Letulle a bien voulu sur notre demande examiner les réflexes tendineux de ce malade par la méthode de M. Jendrassik. Cet examen a été fait à deux reprises et les réflexes n'ont jamais reparu. Les urines n'ont pas donné de réaction par le perchlorure de fer.

Les douches froides prescrites au malade en même temps que diverses médications internes, viennent d'être tout récemment l'occasion du développement de nouveaux accidents gangréneux. M. X... portait à la face externe du 3e orteil du pied gauche un œil de perdrix, siège fréquent d'une légère suppuration que l'application à peu près journalière d'iodoforme parvenait à entraver. M. X... eût l'idée de confier son orteil au doucheur des bains qu'il fréquentait. Ce dernier cautérisa la petite plaie avec une quantité peu considérable de perchlorure de fer et les lésions inflammatoires qui en résultèrent prirent rapidement le caractère gangréneux. C'est à une distance d'environ 15 mois que cette seconde lymphangite gangréneuse se développe sur le pied demeuré sain la première fois. On peut de nouveau constater la perte absolue des réflexes tendineux. Actuellement l'état général est devenu très mauvais, la fièvre est vive, la peau du dos du pied sphacélée laisse à nu les tendons mortifiés de l'extenseur commun des orteils. Bref, malgré les soins antiseptiques les plus rigoureux et malgré l'absence d'accidents nerveux intenses, l'état général est assez mauvais pour faire craindre une issue funeste (1).

OBSERVATION VIII (INÉDITE, RÉSUMÉE)

Communiquée par M. VAQUEZ, interne des hôpitaux.

Diabète sucré. — Diabète maigre. — Pertes des réflexes tendineux.

M... Eugénie, 19 ans, domestique, entre le 20 mars 1888, à l'hôpital Tenon, dans le service de M. Letulle.

Aucun antécédent héréditaire.

Aucun antécédent personnel. La malade vivait à la campagne dans des conditions hygiéniques excellentes.

(1) Depuis que cette observation a été livrée à l'imprimeur le malade a succombé. Il est mort le 7 juin 1888.

Il y a quatorze mois, suppression des règles, ce fut le premier symptôme morbide appréciable.

Depuis un an, augmentation simultanée et très notable de la soif et de la faim. Les urines deviennent plus abondantes.

Six mois après, la malade remarquait que ses dents devenaient noirâtres, ses gencives saignaient facilement et prenaient l'apparence fongueuse. En même temps il se produisait des poussées eczémateuses à répétition sur les bras et la poitrine.

Enfin et avec tout cela, *amaigrissement rapide* et perte des forces.

Aujourd'hui : malade encore d'assez robuste apparence, bien qu'elle ait encore maigri de 40 livres (135 à 96), mais les forces sont déprimées, les mouvements sont pénibles et causent à la malade une profonde fatigue.

Peau sèche, finement squameuse, sans prurit. Langue rouge, rèche, haleine aigrelette ; les dents sont usées pour la plupart et coupées d'une strie transversale au niveau du collet. Les gencives sont rouges, fongueuses.

Urines abondantes, décolorées empèsent le linge.

Aucun symptôme morbide appréciable sinon l'exagération de la faim.

Aucun trouble de la sensibilité ni des organes des sens.

Céphalalgies fréquentes causant l'insomnie.

Absence complète des réflexes tendineux.

Conservation des réflexes cutanés.

Urines. 2000 gr. ; mais la malade dit uriner davantage à l'ordinaire ; en effet, l'examen pratiqué quelques jours plus tard donne :

Urines. — Quantité. . . . . . . 4500 gr.
    Densité. 1030
    Sucre. . . . . 57 gr. par litre.
    Pas d'albumine.
    Pas d'acétonurie.

Traitement. — Alimentation azotée abondante, vin de quinquina, vin de gentiane et glycérine.

Les jours suivants même état, cependant l'état de dépression de la malade augmente. Céphalalgies opiniâtres, pouls encore dépressible. Une petite poussée d'urticaire.

La quantité d'urine varie entre 5 et 7 litres ; la densité se tient à 1029 et 1030, le 5 avril elle monte à 1033.

A la fin d'avril, la malade reprenait des forces, son poids avait augmenté de 3 livres (99) : Les réflexes n'avaient pas reparu et restaient abolis même pendant les efforts exécutés par les membres supérieurs.

Mois de mai. Le malade a maigri à nouveau et son poids est revenu à 94 ; elle se plaint d'éprouver des crampes dans les jambes, mais les céphalalgies sont moins fréquentes.

Urines. — 1ᵉʳ mai. Quantité 7 l. 400. Densité 1029.

10	»	»	7 l.	»	1028.
20	»	»	7 l. 600	»	1029.
30	»	»	4 l. 500	»	1029.

28 mai pour 7500 grammes on trouve 18 gr. 50 de sucre par litre, soit en tout 138 gr. 75.

5 juin. État meilleur. Poids 100 livres.

Les réflexes restent abolis

OBSERVATION IX (INÉDITE)

Observation résumée recueillie par M. BELLOT, externe du service.
Communiquée par M. le Dʳ LETULLE, médecin des hôpitaux.

Diabète sucré à marche rapide. — Diabète maigre. — Perte des réflexes tendineux. — Anémie progressive. — Accidents nerveux légers.

V..., Emile, 35 ans, infirmier à l'hôpital Tenon, est admis dans le service de M. le Dʳ Letulle, salle Lorain, nᵒ 2, le 11 janvier 1888.

Ce malade qui n'avait jamais souffert d'aucune maladie et qui n'a même aucun antécédent pathologique héréditaire, s'aperçut depuis un mois que son appétit était devenu extrême, ainsi que sa soif. La polyurie s'établit en même temps et grande est la surprise du malade en constatant un jour la présence d'une quantité considérable de sucre dans ses urines.

Il lutte pendant trois grandes semaines contre un affaiblissement et un amaigrissement considérables ; bref ce n'est que le jour où il ne peut plus faire son service, et où les deux membres inférieurs s'œdématient qu'il demande son admission comme malade.

Dès son entrée, on constate aisément qu'il est profondément anémié et l'on peut mettre cette anémie aiguë non seulement sur le compte de la glycosurie qui est considérable, mais encore de l'alimentation insuffisante et défectueuse à laquelle il est condamné. Il avoue en effet qu'il consomme surtout d'énormes quantités de pain et de pommes de terre, selon le régime ordinaire des infirmiers dont il touche double ou triple ration.

Les urines caractéristiques atteignent 8 à 12 litres et le sucre s'élève souvent à 40, 45 gr. par litre. Nous constatons qu'en moyenne le malade rend 500 gr. de sucre chaque jour. Les autres organes sont sains ; les artères périphériques sont dures et dilatées.

Dès les premiers jours, on note la perte absolue de tous les réflexes tendineux ; les réflexes cutanés sont conservés, un peu affaiblis aux membres inférieurs à cause d'un œdème notable des deux jambes.

Le malade soumis d'urgence à un régime alimentaire richement azoté, ne tarde pas à voir disparaître l'œdème de ses membres inférieurs (il est bon de noter qu'il n'y a pas eu d'albuminurie).

Bientôt quelques troubles nerveux apparaissent ; le 22 février, le malade se plaint de crampes d'estomac, sensation pénible qu'il nous signalera souvent, en même temps qu'une grande lassitude dans les membres inférieurs.

Dans les premiers jours de mars, le malade éprouve assez fréquemment une sensation de constriction rétro-sternale, douloureuse et peut-être angoissante. Le 4 mars, réveillé subitement pour aller aux cabinets, il est pris en revenant à son lit d'un vertige soudain qui se termine brusquement par une perte absolue de connaissance. Toute la journée suivante, le malade resta abattu, se plaignant d'une grande lassitude et d'inappétence. L'haleine et l'urine eurent l'odeur caractéristique de l'acétone que le perchlorure de fer décela en petite quantité dans l'urine; quelques jours plus tard, la diarrhée survint, s'accompagnant de ballonnement de l'abdomen. Le foie paraît plus volumineux qu'au moment de l'entrée, il mesure 12 à 13 centimètres. Les poumons se congestionnent aux deux bases, la sonorité s'affaiblit dans la fosse sus-épineuse droite; l'œdème des membres inférieurs reparaît; en somme le malade tombe dans un état de cachexie anémique des plus remarquables, état qui depuis lors n'a fait qu'empirer. La polyurie a diminué, l'urine des vingt-quatre heures ne dépasse guère cinq litres et la quantité de sucre rendue atteint encore 300 à 400 grammes.

Des phénomènes nerveux se montrent encore de temps à autre. Pendant les quatre premiers jours d'avril, le malade éprouve, par exemple, des douleurs abdominales sous forme de coliques, s'accompagnant de ténesme vésical sans miction et de douleurs dans les deux testicules.

Il n'y a pas eu de sable dans l'urine qui ne contient plus d'acétone. Il éprouve souvent des crampes dans les deux membres inférieurs. La diarrhée est fréquente, les selles ne sont pas graisseuses.

Malgré cette marche rapide du diabète, le malade a fait quelque bénéfice de son régime un peu sévère. Il n'a perdu qu'un kilogramme de son poids en quatre mois, alors que pendant la première quinzaine de janvier, il s'amaigrissait à vue d'œil; il prétend même avoir perdu une vingtaine de livres en moins d'un mois.

Quoi qu'il en soit, les réflexes tendineux qu'on a recherchés presque chaque jour n'ont jamais reparu, et les phénomènes nerveux menaçants n'ont pas cessé de se montrer pour ainsi dire chaque semaine, permettant de porter un pronostic redoutable.

OBSERVATION X (INÉDITE)

Communiquée par M. le Dr RENÉ GRENIER.

Accidents nerveux chez un diabétique.

C..., 56 ans, grand, musclé, sans obésité. Dit n'avoir jamais fait aucune maladie, mais « a beaucoup usé de la vie », ne fume pas ; ni alcoolisme, ni blennorrhagie, ni syphilis.

Il a trois enfants : 1° fils bien portant qui a supporté la campagne du Tonkin, 22 ans ; 2° fille de 24 ans, gastralgique, qui a eu une arthrite médio-tarsienne droite dans l'enfance (?) ; 3° fille de 20 ans qui supporte actuellement une grossesse sans fatigue, ni accidents.

Antécédents. — En 1871, ayant subi des revers de fortune, perte subite et totale de l'ouïe. Diminution de l'intelligence. Incohérence des idées et des réponses. Durée de cet état quatre ou cinq jours et guérison.

En 1880, sortant de chez lui après déjeuner, par une très forte chaleur, il est pris en route de vomissements aqueux, et, arrivé à son bureau, s'aperçoit en voulant donner des signatures qu'il est paralysé du bras droit ; en même temps il lui est impossible de parler. Il n'a jamais perdu connaissance, mais les idées ont été incohérentes pendant quatre jours au bout desquels l'aphasie et la paralysie ont également disparu.

En 1883, après dîner, il sent, au moment de monter en wagon, ses jambes se dérober et tombe sans perdre connaissance. Il n'y eut ni troubles verbaux, ni troubles mentaux, et au bout de trois jours, disparition de la paraplégie.

Enfin, le 7 novembre 1886, en sortant de table, il est pris de secousses dans le bras droit, la face grimace légèrement le malade bredouille et parle avec incohérence. Malaise général. Au bout de quelques minutes les secousses s'arrêtent, et le malade rentre chez lui sans avoir perdu connaissance. Nous le voyons quarante-huit heures après.

La commissure labiale est abaissée à droite et la pointe de la langue déviée du même côté, mais très légèrement. Le malade peut siffler. Les yeux obéissent aux mouvements indiqués. Vue intacte. (L'examen ophtalmoscopique n'a pas été fait.) Ouïe intacte. Le membre supérieur droit est agité de temps en temps de mouvements choréiformes qui s'accentuent quand le malade veut parler ou exécuter un mouvement. La main exécute des mouvements athétosiques. La force est un peu diminuée (comparativement avec le côté gauche). Le membre inférieur droit semble indemne au malade, mais dans la marche le talon droit frappe rudement le sol, la jambe fauche légèrement et l'ensemble du mouvement se fait avec une certaine raideur.

Pas d'épilepsie spinale. Les réflexes rotuliens semblent un peu diminués des deux côtés. Anesthésie de toute la moitié droite du corps, la sensibilité de contact, de température et de douleur est abolie, conservation de la sensibilité sensorielle.

Le malade comprend fort bien ce qu'on lui dit, et répond fort bien aux questions, mais sa parole est saccadée et au milieu d'une phrase un mot lui échappe (tantôt l'un, tantôt l'autre), il s'arrête, se désole et finit par prendre une autre tournure de phrase, à moins qu'on ne lui souffle le mot qu'il répète alors sans hésitation. Pas de fièvre. Langue légèrement saburrale. Les poumons le foie et le cœur paraissent sains. Artères souples. Les fonctions digestives s'accomplissent régulièrement. Intégrité des sphincters.

Depuis quelque temps le malade est sujet tous les quinze jours environ à une diarrhée abondante très aqueuse qui survient sans cause appréciable et dure une demi-journée.

Il y a 8 jours, il se souvient d'avoir éprouvé pour la première fois une soif très vive. Les urines ne tachent pas le linge, et il prétend n'avoir ni polyurie, ni polyphagie. Toutefois, depuis ce dernier accident, il lui semble uriner plus abondamment et la soif persiste.

Analyse des urines faite sur un litre (les urines de 24 heures n'ayant pas été conservées).

<pre>
Densité.   1030
Glycose 55 0/0
Urée   16,20
Phosphates . . . .   1,43 (à l'état
     d'acide phosphorique).
Albumine. . . . .   Néant.
</pre>

23 novembre. Mouvements plus précis, non choréiques. Sensibilité améliorée. Parole plus nette, moins de mots oubliés, mais hésitation. Le malade peut écrire.

Analyse des urines par 24 heures :

<pre>
Quantité.   2020
Densité.   1024
Glycose   59,40
Urée   20,60
Acide phosphorique..   2,36
Albumine. . . . .   Néant.
</pre>

25 janvier. Le malade a pu reprendre en partie ses occupations. Il y a encore des hésitations dans la parole mais plus d'arrêt. Il marche facilement et écrit beaucoup mieux. Il a pu faire sans erreur plusieurs comptes. Appétit normal, soif modérée.

Analyse des urines par 24 heures :

<pre>
Volume   2885
Densité.   1032
Glycose.   130,97
Urée..   32,60
Albumine . . . .   Néant.
</pre>

15 février. Toujours un peu d'hésitation pour certains mots, surtout pour les noms de rues. La sensibilité obtuse à la main va en augmentant de la périphérie au centre. Le malade perçoit le chaud, le froid, la douleur, mais en retard. Il n'a pas recouvré la sensation du relief, ne sait pas, par exemple, la forme d'un objet qu'il tient à la main sans l'aide de la vue. Un peu plus de raideur dans la marche. Réflexes normaux.

Il peut écrire et calculer et a supporté sans fatigue un voyage en Belgique.

« *Depuis cette époque je n'ai pas revu le malade et n'ai pu* « *avoir de ses urines. Il s'est, m'a dit sa fille, établi à Bercy* « *où il dirige une imprimerie, mais n'est pas complètement* « *remis de son dernier accident* ».

OBSERVATION XI (PERSONNELLE)

S... Emile, 45 ans, négociant, accuse comme antécédents une blennorrhagie qu'il a conservée un mois et des névralgies sus-orbitaires du côté gauche assez fréquentes, qui, lorsqu'elles survenaient, l'obligeaient à s'aliter pendant quelques heures. Outre des phénomènes douloureux, tout locaux, sans propagation, il souffrait lorsqu'il avait sa névralgie, de troubles visuels consistant uniquement en la vision persistante de mouches volantes gris noirâtre. Jamais il n'a eu de vomissements.

S... était obligé par sa profession de voyager beaucoup et faisait assez régulièrement usage d'une quantité de boissons alcooliques exagérée. Il buvait souvent, nous a-t-il dit, deux à trois litres de vin par jour et prenait parfois de l'absinthe. Cependant, il n'aurait jamais présenté de symptômes d'alcoolisme et s'était bien porté jusqu'en mai 1887, époque à laquelle il eut la jaunisse.

Il se rendit à l'hôpital Saint-Louis et fit le traitement qu'on lui ordonna pendant trois semaines au bout desquelles il se remit à voyager.

Mais, en juin, il fut repris par la maladie et, dut se résigner, en parcourant la Normandie, à se nourrir de lait qu'il allait chercher dans les fermes. Après plusieurs périodes d'amélioration et d'aggravation de son état, S... qui a maigri et perdu l'appétit entre à l'hôpital dans le service de M. Rigal.

A cette époque (1), septembre 1887, il était porteur d'une éruption prurigineuse constituée principalement par des papu-

(1) Cette partie de l'observation a été reconstituée avec les renseignements que nous ont fort obligeamment fournis M. le Dr RIGAL et M. POLGUÈRE, interne du service.

les squameuses qui firent soupçonner le diabète. L'analyse dévoila la présence de 165 gr. 50 de glycose pour la totalité des urines de 24 heures.

Quelque temps après son entrée, S... présenta de nouveau de l'ictère et souffrit de coliques fort douloureuses, surtout dans la région du foie, coliques qui reparurent à plusieurs reprises avec la même intensité.

Dans l'intervalle, il urinait 8 à 9 litres d'urine par 24 heures, en un grand nombre de fois, ressentait une soif très vive et mangeait avec un appétit qu'il n'avait jamais eu pendant qu'il était en bonne santé.

Nous sommes assez mal renseigné sur l'état des fonctions génitales de ce malade. Notons toutefois qu'il était marié et qu'il n'avait jamais eu d'enfants.

Une analyse des urines faite le 24 octobre donne 52 gr. de sucre par litre.

A la fin de décembre on trouve un peu d'albumine et on voit apparaître de l'œdème des membres inférieurs. Le 12 janvier, le sucre éliminé dans les 24 heures s'élève à 74 gr. par litre et vers la fin du même mois l'œdème s'accuse davantage et à l'auscultation on reconnaît de la congestion pulmonaire.

A partir de cette époque, le malade se cachectise de plus en plus. Il perd l'appétit, se plaint continuellement de ses coliques et vomit parfois. Le sucre diminue et finit par disparaître.

Le 17 mai nous voyons le malade. Il est dans un état de maigreur extrême. Il n'a, littéralement plus que les os et la peau, ses masses musculaires profondément atrophiées ne recouvrent qu'imparfaitement le squelette. On ne supposerait guère comme il le fait remarquer, qu'il pesait 92 kilogr. peu de temps avant son entrée dans le service.

Nous recherchons les réflexes tendineux et constatons qu'ils manquent totalement à gauche. Les mouvements que nous faisons faire au malade déterminent de la douleur généralisée. Le moindre attouchement est douloureux. A droite, les réflexes manquent également. Cependant une fois, une seule, la jambe exécute un mouvement d'extension de la cuisse. Mais nous ne pensons pas qu'on le puisse attribuer à la percussion du tendon rotulien. C'est là, croyons-nous, un mouvement du genre de ceux que M. Charcot a signalés chez les ataxiques, lorsqu'on choque une plaque hyperesthésiée de leurs téguments. Rappelons que chez ce malade, l'enveloppe cutanée était le siège d'une hyperesthésie qui rendait douloureux le moindre attouchement et que nous avions peut-être percuté sur un pli de la peau, cause d'erreur sur laquelle M. Westphal (1) a appelé l'attention.

Les réflexes recherchés de nouveau par la méthode de M. Jendrassik manquent totalement au genou, au coude, au poignet des deux côtés. Les réflexes abdominaux sont très développés. Le scrotum est très rétracté et reste constamment dans cet état ; nous ne pouvons produire le réflexe crémastérien.

Le 18 mai, une recherche très minutieuse donne un résultat absolument négatif pour les réflexes tendineux.

L'état des réflexes abdominaux et crémastériens est le même que la veille.

Le malade meurt le 19 mai à deux heures et demie du matin.

AUTOPSIE faite le 20 mai à neuf heures du matin.

Le corps est bien conservé, les organes intra-thoraciques sont examinés les premiers.

Les plèvres ne contiennent pas de liquide ; les poumons leur adhèrent en quelques points ; le poumon droit au sommet, le poumon gauche sur la partie latérale à moitié de sa hauteur. A la coupe, on ne trouve aucune trace de tubercules, ni de lésions quelconques. Les ganglions trachéo-bronchiques sont hypertrophiés et noirâtres.

Le péricarde ouvert contient une quantité normale de liquide.

Le cœur est arrêté en systole ; il n'offre aucune trace de

(1) *Archiv. f. Psych. und Nerven*, XII, Anal. in *Arch. de Neurolog*. 1884. VII, p. 327.

lésions valvulaires ou autres. Pas d'athérome dans tout le trajet intra-thoracique des artères qui en émergent.

A l'ouverture de l'abdomen on trouve que la paroi antérieure adhère au grand épiploon au niveau de l'ombilic et au gros intestin dans la région de l'hypochondre droit. Un litre environ de liquide verdâtre est épanché dans le péritoine. L'estomac est absolument masqué par le côlon transverse, placé complètement en avant, et on ne peut le découvrir qu'en déplaçant ce dernier. On s'aperçoit alors que le gros intestin a contracté des adhérences multiples, faciles à rompre, s'il s'agit des adhérences avec la rate, très étendues, très intimes et difficiles à séparer lorsqu'elles l'unissent au foie. L'estomac et l'intestin grêle sont restés indépendants, mais le mésentère au niveau d'une masse volumineuse située en arrière et principalement à droite du duodénum adhère avec le côlon ascendant. Le *foie* par toute sa face supérieure ne fait qu'un avec le diaphragme, et il faut exécuter une véritable dissection pour l'en détacher.

Un examen détaillé nous montre un estomac normal. Le duodénum découvert est rejeté un peu à gauche et en avant ; son aspect est un peu modifié ; au lieu des trois portions qu'il présente normalement il rappelle en petit la forme d'un estomac dont la concavité regarderait la rate et la petite courbure serait située à la partie supérieure. La tumeur sous-jacente forme un plan incliné sur lequel il s'appuie.

Rien dans l'aspect ne permet de distinguer les trois portions classiques. La tumeur a modifié les rapports et la forme de ces portions de façon à lui donner les contours que nous venons d'indiquer. En coupant le viscère, on aperçoit une petite masse pédiculée jaunâtre de 1 cent. 1/2 de diamètre recouvrant un orifice artificiel qui semble n'avoir été formé que par son détachement partiel. Autour de cette masse, sur une surface ovale de 7 cent., la paroi intestinale est dure, épaissie, adhérente aux parties sous-jacentes. Le mésentère, à ce niveau en effet, forme un gâteau cancéreux de 12 à 15 centimètres d'étendue mais de petite épaisseur. Nous cherchons l'ouverture du canal cholédoque. Nous la trouvons dans la région supérieure et à gauche de la tumeur. Nous incisons le canal cholédoque, il est libre, non dilaté. 12 mill. plus bas et à gauche, nous trouvons l'ouverture du canal de Wirsung. Une sonde cannelée introduite pénètre de 2 cent. et demi et on voit que la masse jaunâtre signalée plus haut, se trouve entre les deux canaux pancréatique et cholédoque, plus bas que le cholédoque, plus haut que le pancréatique et un tout petit peu à droite. Le canal de Wirsung incisé montre que ses parois sont envahies par le cancer surtout la paroi antérieure, mais la lumière du conduit est libre. Nous cherchons à pénétrer davantage, la sonde entre facilement, suit une direction qui décrit un angle aigu avec la première direction qu'elle a parcourue. Dans le voisinage du duodénum, le pancréas présente, dans une étendue très limitée, quelques grains atteints de cancer, et le reste de l'organe est sain.

Le reste des intestins est normal, mais au niveau de son attache avec les dernières vertèbres lombaires, le mésentère contient encore une masse blanchâtre, diffluente, de cancer ramolli. Cette masse n'a aucuns prolongements ni attaches, elle s'enlève totalement avec le mésentère.

Le *foie* pèse 2250 gr. Outre des traces de périsplénite, il est criblé de noyaux cancéreux, de masses encéphaloïdes arrondies de la grosseur d'un pois à celle d'une petite orange.

La vésicule biliaire légèrement hypertrophiée contient un peu de liquide. Le canal hépatique incisé, mesure une circonférence de 3 cent. 1/2 ; sa branche gauche a 3 cent. de circonférence et sa branche droite 2 cent. ; nous n'avons pas trouvé de calculs.

Les *reins* un peu hypertrophiés se décortiquent bien et paraissent absolument normaux.

La *rate* un peu grosse porte à sa face supérieure et convexe des lésions de périsplénite ; son parenchyme est normal.

Rien à signaler du côté des vaisseaux ni des organes génitaux urinaires.

Le cerveau est normal. On constate un très léger œdème au niveau du plexus choroïde.

La moelle paraît absolument normale ; sur la pie-mère, on trouve, en certains points, de petites plaques calcaires.

OBSERVATION XII (INÉDITE)

Communiquée par M. GAUTHIER, interne provisoire des hôpitaux.

Diabète sucré. — Érysipèle phlegmoneux. — Tuberculose pulmonaire. — Œdèmes cachectiques. — Disparition, d'abord intermittente puis définitive du sucre. — Réflexes rotuliens respectés.

M.., Louis, âgé de 40 ans, entre le 7 mars 1888, à l'hôpital Broussais dans le service de M. le Dr Chantemesse.

Antécédents héréditaires. — Père mort à 60 ans, après avoir eu la jaunisse. C'était un forgeron, très fort, buvant beaucoup, obèse. *Mère*, morte à 70 ans d'une maladie de foie, avait eu la jaunisse. Avait des migraines fréquentes. *Un oncle* maternel, 54 ans, employé de bureau souffre de douleurs, probablement articulaires. *Une tante*, 50 ans, aurait une tumeur dans le ventre (?). D'après le malade et sa femme, il n'y a pas de goutteux dans la famille.

Antécédents personnels. — (Beaucoup de renseignements nous sont fournis par la femme du malade ; celui-ci, apathique, ayant perdu en partie la mémoire, répond difficilement aux questions qu'on lui pose.)

Le malade est originaire de Paris. Très mal soigné en nourrice. Etait noué, avait le ventre très gros. Il n'a marché qu'à l'âge de 4 ans. Il s'est ensuite bien développé et est devenu fort et vigoureux. A commencé à 20 ans à être chauffeur dans un lavoir. Etait sujet aux migraines, n'a jamais eu d'attaque de goutte, d'eczéma.

Il s'est marié à 32 ans. Avant son mariage, il aurait eu 2 fluxions de poitrine très graves, au dire de sa femme. Depuis 8 ans qu'ils sont mariés, le malade n'a pas cessé de travailler jusqu'à l'année dernière. Il mangeait peu et vomissait très souvent après le repas. Faisait en dehors des repas, abus d'eau-de-vie. Avait des pituites le matin ; il toussait beaucoup, puis vomissait un liquide filant. Avait souvent des épistaxis.

Il y a un an, le malade eut un furoncle sous le menton, accompagné d'un gonflement énorme de tout le visage. Pendant trois semaines, il resta chez lui, mais comme la tuméfaction ne diminuait pas , le médecin le fit entrer à la Pitié dans le service de M. Verneuil, qui prescrivit des onctions avec l'onguent mercuriel, et pratiqua des piqûres, dont nous ne connaisons pas la nature. Le malade sortit 5 jours après de l'hôpital ; il n'était pas complètement guéri. Le phlegmon se résolut.

Le malade alla passer quinze jours à la campagne et revint à Paris, mais il ne se remit au travail qu'un mois après. Durant toute sa maladie, il mangeait beaucoup et buvait de même. Il était continuellement assoupi ; il était devenu exigeant, irritable...

La femme du malade ne peut dire si à cette époque le diabète existait où s'il avait été reconnu par les médecins.

Il reprit son travail, mais il était bien changé. Il avait perdu la mémoire, ne se réveillait pas, surveillait mal sa chaudière. Il était intraitable tandis qu'autrefois il était doux, aimable. Sa femme croyait qu'il devenait fou. Il mangeait énormément, buvait beaucoup... Il était toujours fatigué. Depuis 15 jours, le malade a été obligé de s'aliter.

8 mars 1888. *État actuel*. — Le malade est assoupi. Il a perdu la mémoire, et il ne donne que d'une façon très imparfaite les renseignements qu'on lui demande. Il faut lui faire violence pour le tirer de son apathie.

Il est grand et solidement bâti. Il aurait beaucoup maigri dans ces derniers temps. La figure est bouffie et le teint bronzé. La conjonctive est subictérique. Les jambes sont enflées, mais aujourd'hui l'œdème a presque complètement disparu. Petites plaies multiples. Les moindres traumatismes sont prétexte à plaies, à ecchymoses, notamment au niveau des mains et des jambes. Sur la jambe droite existe une ulcération recouverte de croûtes, entourée d'une plaque purpurique. La peau est tendue, luisante, rouge, chaude ; il y a menace de suppuration.

Au-dessus de la rotule du côté gauche, large ecchymose, ayant l'étendue d'une pièce de cinq francs.

La mallaxation des masses musculaires des membres arrache des cris au malade.

Le malade très affaibli peut à peine se tenir sur ses jambes. La marche est difficile, mais sans caractères spéciaux. Mouvements lents et empreints d'apathie. Faiblesse plus marquée dans la jambe droite. Poignée de main plus faible à droite. Il a les jambes brisées, les reins courbaturés.

Le malade a continuellement soif. Quand il se réveille, sa bouche est sèche et pâteuse, l'haleine mauvaise. La polydipsie n'est pas plus marquée la nuit que le jour ; toutes les fois qu'il se réveille, il est obligé de boire.

Le malade urine beaucoup depuis un temps qu'il ne peut préciser. Il urine beaucoup et souvent. Le besoin est impérieux et ne peut être réprimé. Les urines réduisent la liqueur de Fehling et donnent un précipité abondant d'oxydule de cuivre. Pas d'albumine. Quantité 3 litres environ. Elles sont rouges et laissent déposer des urates.

La *sensibilité* à la piqûre paraît normale. Peut-être, même un peu d'hyperesthésie.

Le réflexe cutané plantaire est conservé. Le réflexe rotulien existe très nettement : il est plus marqué à droite qu'à gauche. Les réflexes sus-olécrânien et du poignet existent.

Langue rouge sur les bords, jaunâtre au milieu. Léger degré de gingivite, les dents sont déchaussées. Bouche toujours sèche.

Le foie est énorme, tant à la palpation qu'à la percussion, son bord antérieur est très nettement perceptible au toucher.

Pas de balanite. Gros épididyme à droite. Les crachats du malade sont muqueux, épais et renferment du sang.

Le 10 mars. *Analyse des urines :*

Quantité......................	3ˡ,250
Couleur	jaune rougeâtre
Réaction	Acide
Densité	1012
Albumine.......................	Néant
Pus............................	Néant
Sucre : par litre..........	5 gr. 68
— par 24 heures........	18 gr. 48
Pigments biliaires	caractérisés

13 mars. Érysipèle occupant la partie antéro-interne du membre inférieur droit. Limité par un rebord saillant. Il a été précédé d'une rougeur et d'une traînée de lymphangite, étendue de la jambe au pli de l'aine.

Le malade est toujours somnolent, apathique.

Traitement. — Onctions à l'onguent napolitain au niveau de l'érysipèle. Compresses imbibées d'une solution de sublimé au niveau des plaies du membre inférieur. Régime lacté. Poudre de viande : 2 cuillerées trois fois par jour. Potion de Todd. Codéine 0,10 centigr.

18 mars. La rougeur s'atténue depuis deux jours, mais depuis cinq jours le pied droit a commencé à être le siège d'un œdème blanc, non douloureux, qui aujourd'hui a envahi toute la jambe.

Polydipsie. Polyurie ; la quantité d'urine qui n'avait pas dépassé 4 litres a atteint 9 litres ce matin.

Le malade est fatigué, souffre de la région lombaire. Caractère insupportable, il est exigeant, grossier. Pas d'idées délirantes ni le jour ni la nuit.

Selles diarrhéiques.

Réflexes rotuliens normaux.

Il est continuellement assoupi mais ne dort jamais d'un bon sommeil.

19 mars. Desquamation de l'épiderme près du triangle de Scarpa.

La rougeur de la peau tend à disparaître. Il s'est formé une petite collection purulente à la partie supérieure et externe de la jambe ; il y a fluctuation.

<pre>
Urines. — Quantité............... 7 litres
          Densité................. 1008
          Réaction............... Acide
          Albumine............... Néant
          Sucre.................. Néant
          Urée : par litre........ 3.933
            —   totale.......... 27.531
</pre>

20 mars. Il n'existe pas trace de sucre.

21 mars. Transpiration abondante : la sueur perle sur la figure et sur la tête. Le corps et les membres transpirent peu.

Urines, 10¹1/2. Donnent avec la liqueur de Fehling un précipité très abondant d'oxydule de cuivre. On s'assure qu'il n'y a pas de cause d'erreur dans la qualité de la liqueur. De plus l'urine chauffée avec la potasse et le sous-nitrate de bismuth prend une coloration noire très marquée (on apprend que le malade a mangé une livre de biscuits que sa femme lui avait apportée).

L'abcès de la cuisse est ouvert au bistouri. Œdème des 2 jambes et des 2 pieds, surtout du côté droit.

Type respiratoire normal.

Météorisme abdominal. Pas d'ascite. Le foie est énorme. Teinte subictérique des conjonctives.

22 mars. Il existe du sucre dans les urines.

Le malade est toujours dans le même état.

23 mars. Le malade a eu une mauvaise nuit.

Il n'a pas dormi, sans cesse occupé à boire ou à uriner. Pas de délire. Il a toussé et craché. Les crachats sont épais, opaques, et mêlés à une écume sanguinolente. Le sang est intimement lié aux crachats. Ceux-ci sont adhérents au vase, au point qu'on peut renverser ce dernier sans qu'ils tombent.

La jambe est plus gonflée. Œdème mou, remontant jusqu'au pli de l'aine.

Epistaxis répétées.

Poumons. — Aux sommets, respiration soufflante. Râles sibilants, sous-crépitants, plus marqués à gauche qu'à droite. Submatité au sommet gauche. Il existe aussi quelques râles sous-crépitants en descendant vers la base des poumons.

Urines. — Renferment beaucoup de sucre. Pas d'albumine.

24 mars. Urines, 9.1. 500. L'examen de ces urines contenues dans le bocal révèle qu'il n'existe pas de sucre. Nous le faisons uriner devant nous dans un verre et nous constatons dans cette urine la présence du sucre.

L'œdème s'accroît surtout dans le membre inférieur droit. Une nouvelle collection se forme à la partie supérieure du genou. Le malade refuse obstinément toute intervention chirurgicale. Crachats adhérents, visqueux, sanglants. Gros râles sous-crépitants au sommet gauche, dans la région sous-claviculaire, sous l'aisselle et dans la région sus-épineuse.

Pas de vomissements.

25 mars, soir. Le ventre du malade se ballonne. Pas de douleurs à la palpation. Pas de diarrhée. Pas de vomissements.

Pas de délire. Pas d'agitation. Le malade est somnolent. Dypsnée ; dans le 1/3 supérieur du poumon gauche, il existe des râles sous-crépitants : ceux-ci, très peu vibrants sous la clavicule, où ils prennent les caractères du gargouillement, sont bien plus fins sous l'aisselle et se rapprochent du râle crépitant.

La respiration est soufflante, la voix retentit. Les crachats sont ambrés, visqueux, adhérents et renferment un peu de sang pur.

Le membre inférieur droit est énorme : œdème très mou au niveau du pied. La jambe est dure, la peau luisante, tendue, violacée. La cuisse est rouge, œdémateuse. La collection qui siège au-dessus du genou s'est ouverte. Nous agrandissons l'ouverture. Pus abondant et bien lié, clapiers multiples. Drainage et lavage à l'acide phénique. Pouls rapide. Les urines contiennent beaucoup de sucre. Température vespérale : 38°.

26 mars. Temp. matin, 37°,5.

Râles muqueux très abondants dans l'aisselle et sous la clavicule droite.

Sueurs abondantes. Ventre météorisé. Pas de vomissements. Pas de diarrhée. Nuit un peu agitée, mais pas de délire. Boit toujours beaucoup.

26 mars, soir. Météorisme abdominal. Diarrhée. Pas de vomissements.

Dyspnée notable. Râles muqueux en avant du poumon gauche et du poumon droit, surtout à gauche. En arrière, les râles existent surtout dans la moitié supérieure du poumon gauche. Pas de délire. Toujours même somnolence. Pas d'agitation.

Pouls un peu accéléré. Rien au cœur. Œdème très marqué du membre inférieur droit. Œdème inflammatoire de la cuisse. Œdème simple du membre inférieur gauche, surtout du pied.

Température, 37°,7.

Le malade boit beaucoup et urine de même. Peu de sucre dans les urines. Pas d'albumine.

Les réflexes sont conservés. 3 incisions profondes sont pratiquées sur la cuisse droite avec le thermo-cautère.

Une potion de Todd.

27 mars. Le malade a eu une bonne nuit. Pas de douleurs. L'œdème inflammatoire, loin d'augmenter s'atténue.

Réflexes tendineux conservés au genou, au coude, au poignet. Pas de fièvre,

Le malade a souvent des sueurs abondantes. Le ballonnement du ventre est moins marqué. La diarrhée a diminué.

Les râles muqueux sont moins abondants, la respiration moins soufflante. Pas de sucre appréciable avec la liqueur de Fehling. Pas d'albumine dans les urines.

Les urines ont une odeur fétide repoussante.

28 mars. L'œdème augmente et a gagné la verge. Ventre ballonné. Tympanisme.

Un peu de matité dans les flancs. Quelques veines bleuâtres se dessinent. Pas de douleurs à la palpation. Pas de coliques.

Pas de vomissements.

Langue rouge, vernissée, avec petite ulcération transversale. Un peu de sécheresse. Gingivite. Sueurs abondantes. Teinte subictérique. Polydipsie.

Râles muqueux très abondants sous la clavicule gauche. Dyspnée. Haleine particulière.

Le malade a de l'agitation. Excitation. Il voyait cette nuit des chats dans la chambre.

Pas de sucre. Traces d'albumine.

23 mars. Le malade n'a pas eu de délire la nuit. Météorisme abdominal. Pas de sucre. Pas d'albumine.

La dyspnée n'est pas plus marquée que les autres jours. Selles diarrhéiques, œdème mou et blanc du membre inférieur droit. A la cuisse, rougeur et œdème. Pas de collection purulente. Les plaies se détergent.

Œdème mou et blanc du pied et de la jambe gauches.

Transpiration très abondante.

29 mars, soir. Ventre excessivement tendu. Le malade rend toujours beaucoup de gaz. Il accuse des douleurs dans le ventre. L'œdème remonte dans la région lombaire du côté droit.

Langue rouge, vernissée.

Il demande moins souvent à boire. La quantité d'urine a diminué, 2 l. 200. Sueurs abondantes ; elles sont localisées à la tête, surtout à la face.

Sommeil souvent interrompu, il rêve à son travail, à sa machine, à son fourneau. Respiration courte, haletante, peut être à cause de son météorisme abdominal. Ne tousse pas. Crachats moins visqueux que les jours précédents.

En avant, matité au sommet gauche. Pas de souffle. Râles bullaires. Quelques râles sibilants et sous-crépitants disséminés de haut en bas. A droite, en avant et en arrière, quelques râles sibilants et sous-crépitants disséminés.

Inspiration longue, sibilante.

Expiration brusque, brève accompagnée d'un heu! Pas d'accélération, pas d'intermittence (20 à 25 par minute).

Cœur un peu accéléré. Pas de souffle. Pas d'intermittence. Pas de palpitations.

Le malade a du dégoût pour la viande, il préfère les lé-gumes.

Pas d'idées délirantes. Pas d'hallucinations. Très optimiste. Ne soupçonne nullement la gravité de sa maladie, ne parle jamais de celle-ci, comme si la chose lui était indifférente.

Il est moins exigeant, moins brutal pour les personnes qui l'approchent.

Il raconte des grivoiseries, et a, sans cesse, à la bouche, des mots de gamin de Paris.

31 mars. Le malade se trouve toujours dans le même état.

Pas de sucre dans les urines.

1er avril. Les plaies n'ont pas mauvaise apparence. Il ne s'est pas formé de nouvelle collection purulente, mais l'œdème augmente.

L'œdème surtout marqué dans toute l'étendue du membre inférieur droit occupe, à gauche, le pied, la jambe et apparaît à la cuisse.

Œdème de la verge et des bourses. Ballonnement énorme du ventre. Émission de gaz continuelle.

La diarrhée est moins marquée. Le malade n'est allé que deux fois à la selle dans la journée.

Urines, 4 litres. Pas de sucre.

Même état psychique.

Rien à signaler touchant les poumons et le cœur.

Pas de fièvre.

4 avril. Le malade quitte l'hôpital sur la demande de sa famille.

13 avril. Nous apprenons la mort du malade.

Observation XIII (inédite)

Communiquée par M. Gauthier, interne provisoire des hôpitaux.

Diabète sucré. — Abolition des réflexes rotuliens. — État général satisfaisant. — Amélioration par le régime et la codéine.

Lah..., Joseph, âgé de 50 ans, entre le 12 janvier 1888, à l'hôpital Broussais dans le service de M. le Dr Chantemesse.

Antécédents héréditaires. — Père, 84 ans, buvait beaucoup de genièvre.

Mère, morte à 50 ans de (?). Avait des migraines, était très maigre. Avait deux vastes ulcères de jambe.

Le malade ne peut donner aucun renseignement sur *ses grands parents*. Il sait qu'ils se portaient bien. L'un d'eux serait mort à 94 ans. 2 frères et une sœur. L'*aîné*, c'est notre malade. Le cadet a 48 ans. Orfèvre à Paris. Se porte bien. Il est très gros.

Le 3e a 43 ans, menuisier, se porte bien. Il est maigre, mais très vigoureux.

La *sœur* a 52 ans, atteinte en ce moment d'un mal au pied que le malade ne peut préciser.

Une *tante maternelle* morte très âgée. Avait un tremblement généralisé à la fin de ses jours, sur la nature duquel le malade ne peut donner de renseignements précis.

Un *oncle maternel* avait un rhumatisme chronique.

Antécédents personnels. — Notre malade est originaire du Luxembourg qu'il a quitté en 1863. Jusqu'à 18 ans il a travaillé à la culture des champs. A fait 4 années de service, en Belgique, dans la cavalerie. Puis, venu en France et jusqu'à l'âge de 44 ans, il a toujours travaillé dans les champs. Depuis 6 ans il se borne à faire la moisson. Pendant l'hiver, il travaille à Paris, en qualité de journalier. Plus spécialement, il est garçon de magasin.

Il n'a jamais été malade. Cependant il a eu les fièvres intermittentes à Anvers. Elles revenaient tous les deux jours. Elles ont duré deux ans, puis ont disparu. Il avait alors 21 ans.

N'a jamais eu de migraine, ni dans l'enfance, ni dans l'adolescence. Pas d'eczéma. Il toussait parfois l'hiver.

Dans le courant du mois de septembre 1887, le malade montait sur une échelle ayant sur l'épaule un sac de pommes de terre, pesant 80 kilog. environ. A la hauteur de 2 mètres, un échelon se brisa sous ses pieds, mais notre malade ne tomba pas par terre, il retomba sur l'échelon qui était au-dessous. L'émotion fut très vive, il fut pris d'un tremblement qui a duré toute la journée et qui était généralisé aux bras et aux jambes. Il a ressenti à ce moment une douleur très vive au niveau des bourses et c'est à partir de ce jour que l'hydrocèle dont il est affecté aurait commencé à se développer. Il a continué à travailler les jours suivants, mais il se sentait moins fort et tremblait un peu. Il tremblait surtout lorsqu'il mettait le pied sur un échelon, pour monter une charge. En somme la peur a été très violente et les personnes qui étaient avec lui en ont parlé à plusieurs reprises.

Le malade ne peut dire si la polydipsie et la polyurie ont commencé à se manifester à partir de cette époque. Quoi qu'il en soit, le malade se sent craintif : un mouvement brusque, un bruit quelconque lui donne de l'émotion et le fait trembler. Ces jours derniers, il montait sur une échelle dans la salle et il sentait que ses jambes se dérobaient sous lui (27 mai 1888). Nous relevons cet accident qui a précédé la maladie, pour essayer d'établir une relation de cause à effet. C'est au même titre que nous donnons les détails suivants :

Dans le courant du mois d'octobre 1888, notre malade travaillant aux champs a été surpris par la pluie et s'est refroidi. Le lendemain, ne se ressentant nullement de son refroidissement il a été pris, pendant qu'il était occupé, d'une soif inextinguible. Il s'est mis à boire à une pompe sans pouvoir se rassasier. C'est à partir de ce moment qu'il a eu de la polydipsie, de la polyurie et de la polyphagie ; le malade est très explicite à cet égard.

Il n'avait pas eu de chagrins, pas de traumatisme sur la tête. Il a vu un médecin qui a constaté la présence dans les urines d'une quantité énorme de sucre.

Notre malade a continué à travailler jusqu'au mois de janvier, c'est-à-dire, pendant 3 mois. A la fin ses forces déclinaient, au point qu'il trébuchait et pouvait à peine marcher. Il est venu à Paris et a été admis à l'hôpital Broussais le 12 janvier, dans le service de M. Ballet.

A son entrée, il urinait de 9 a 11 litres. On l'a mis à 4 degrés pendant une douzaine de jours.

On a ensuite supprimé les féculents et donné du pain de gluten.

Une analyse d'urines a révélé 64 gr. de sucre par litre.

Dans le courant de février, on a substitué les pommes de terre au pain de gluten. Pas de pain. Pas de légumes secs. On a trouvé 82 gr. de sucre par litre. Le malade avait une polyurie énorme, 10 à 12 litres en moyenne.

Le malade sort le 1ᵉʳ mars et rentre 5 jours après.

C'est à ce moment que nous sommes entré dans le service et que nous avons pu observer le malade.

État actuel. 9 *mars* 1888. — Le malade a toujours soif, et boit continuellement (10 litres en moyenne) la nuit, quand il se réveille, la bouche est sèche, pâteuse, la langue collée.

Urines. 8 litres, souvent davantage. Se lève quelquefois la nuit. Il urine 1 ou 2 fois par heure dans la journée.

Mauvaise dentition. Dents cariées. Pas de gingivite. Les dents ne sont pas tombées et ne lui font pas mal.

Un peu d'angine.

Appétit vorace. Digère bien tout ce qu'il prend. De temps en temps un peu de diarrhée.

Le *foie* n'est ni gros, ni douloureux.

Courbature dans les jambes et dans les reins. Les mollets sont brisés comme s'il avait reçu des coups de bâton. Les

jambes ont été enflées, il y a un mois, mais l'enflure a aujour-
d'hui disparu.

Ne souffre plus de la tête. Au début il avait de la douleur
entre les deux yeux. Il s'aperçoit que sa vue s'affaiblit depuis
2 mois. Il ne voyait pas de loin, mais sa vue s'abaisse davantage.
Quant il lit, ses paupières vacillent et se ferment. Il a souvent
un brouillard devant les yeux ou une sorte d'arc-en-ciel.

Les pupilles sont égales des 2 côtés et réagissent très bien,
sous l'influence de la lumière et de l'accommodation.

Bourdonnements d'oreille à droite.

Le malade a maigri beaucoup, jamais il n'a été très gras, mais
aujourd'hui il est très maigre. Autrefois fort et vigoureux, il est
aujourd'hui faible et chancelant. Au mois d'octobre dernier,
avant le début de la maladie, il pesait 71 kilogr.

Tendance au sommeil, surtout après le repas. Apathie générale. Mouvements lents et paresseux.

Pas de modifications de la sensibilité générale, sous toutes
ses formes (contact, température, piqûre) aux membres inférieurs et supérieurs.

Les sens spéciaux sont respectés. Perte absolue des réflexes
rotuliens.

Poumons et *cœur*, normaux.

Du 10 au 18 mars, la courbe des urines suit une marche as-
censionnelle, de 8 litres elle monte à 11 l. 200. Un dosage du
sucre fait le 18 mars donne 535 gr. 350 pour la totalité des urines des 24 heures. L'antipyrine donnée d'abord à la dose de
4 gr. par jour est supprimée, elle est remplacée par la codéine.
On débute par 0,10 cent. en augmentant progressivement de
0,5 cent. à la fois.

19 mars. Il se plaint de faiblesse des jambes et des reins.

Pas de douleurs dans les membres, ni dans le tronc, ni dans
la tête. Pas de névralgies. Pas de maux de tête.

Pas de troubles de la sensibilité (tact et piqûre). Le malade
dit avoir maigri beaucoup ; cependant les masses musculaires
des jambes et des bras sont assez fortes.

Motilité. Le malade serre très fort des deux mains et s'oppose énergiquement aux mouvements d'extension et de flexion de la jambe et de la cuisse.

Cependant, il sent qu'il ne serait pas capable d'exécuter les travaux pénibles auxquels il se livrait autrefois. Pas de troubles trophiques. Parfois il transpire assez abondamment. Ne peut plus avoir de rapports avec sa femme depuis le début de sa maladie.

Hydrocèle énorme à gauche, elle existe depuis quelques mois seulement.

Polyphagie. Polydipsie. Polyurie, 8 à 10 litres par jour.

Les dents sont noirâtres, déchaussées. Un peu de gengivite. Il est vrai que sa dentition a toujours été mauvaise.

Les selles sont régulières (2 selles par jour).

Le foie est notablement augmenté de volume. Il déborde les fausses côtes de deux travers de doigt.

Réflexes rotuliens absolument abolis.

La vue a baissé depuis le début de la maladie. Brouillards. Voit un cercle noirâtre autour des lumières.

Ouïe, odorat, goût normaux.

Du 19 mars au 20 avril. La courbe des urines décroît progressivement; de 11 litres, elle descend à 1 lit. 200.

Le traitement par la codéine a été continué en augmentant la dose quotidienne de 0 gr. 05 dès que la quantité des urines cessait de décroître. Depuis 2 jours elle a été remplacée par l'antipyrine à la dose de 2 gr. par jour. La glycosurie a diminué parallèlement à la quantité d'urine émise, elle était le 18 avril de 87 gr. Le poids du malade est resté à peu près stationnaire, 62 kilog. 1/2 au lieu de 62. Cependant il se sent mieux, est plus fort et n'a plus d'attaques de sommeil. Les réflexes rotuliens recherchés 4 fois ont toujours fait défaut. La pupille réagit très bien à la lumière.

Le régime azoté très strict qu'il a suivi jusqu'au 3 avril a été un peu moins rigoureux à partir de ce moment.

27 mai 1888. État général resté bon. La vue ne s'améliore pas. Éblouissements et mouches volantes.

Le malade mange et boit beaucoup moins. Une partie des aliments supplémentaires sont supprimés.

Le poids du malade est de 65 kilogr.

Les réflexes rotuliens sont toujours abolis, alors même qu'on a recours, au procédé de Jendrassik.

Même régime. — Viandes, légumes verts, pain de gluten. Codéine (reprise le 13 mai) 0,65 cent.

L'antipyrine donnée à la dose de 2 gr. pendant quelques jours a été supprimée.

La quantité d'urine ne varie guère de 1200 à 1400 gr.

Le poids du malade est de 65 kilog.

Urines. — Quantité...................	1ᴵ,400
Densité...................	1034
Sucre : par litre...............	41 gr
— total...................	57,40

Le réflexe abdominal est conservé. Impossible de rechercher le réflexe crémastérien à cause d'une hydrocèle qui vient d'être ponctionnée. Le malade est encore en observation.

OBSERVATION XIV

REYNIER. — Extrait du rapport de M. P. BERGER sur une communication intitulée « Valeur du signe de Westphal (perte du réflexe rotulien), chez les diabétiques au point de vue chirurgical », in *Bull. de la Soc. de chirurg.*, t. XIII, 1887, p. 448.

Enfin l'observation VII rapporte l'histoire d'une malade de 67 ans, atteinte d'une gangrène diabétique du gros orteil, gangrène d'ailleurs à marche lente, qui, déclarée au mois d'août, ne détermina la mort que dans le courant de décembre, par épuisement plutôt que par infection, après avoir transformé en une eschare sèche tout le pied gauche, et envahi en plusieurs endroits le pied droit lui-même. Détail important à noter, le sucre qui, au début, atteignait 105 gr. dans les 24 heures

(46 gr. par litre) avait disparu des urines sous l'influence du traitement. Néanmoins le réflexe du genou demeura aboli et la mort survint (1).

Observation XV

Lépine. In *Revue de médecine*, 1887, p. 228.

Diabète grave ; coma ; deux infusions d'eau salée bicarbonatée (en tout 44 gr. de bicarbonate de soude) ; sérum du sang peu alcalin ; urine acide.

X.., âgé de 24 ans, entre à la Clinique le 17 janvier 1887.

Pas d'antécédents pathologiques ; c'est après une fièvre typhoïde survenue à l'âge de 19 ans, qu'il a commencé à éprouver les symptômes du diabète. L'année suivante, appelé à faire son service militaire, il a été réformé presque aussitôt ; à ce moment il urinait 24 litres par jour.

En janvier 1886, la vue commença à se perdre à gauche, puis à droite ; à la fin du même mois, il ne voyait plus à se conduire (cataracte double) ; quelques mois plus tard, l'œil droit a été opéré avec succès par M. le Prof. Gayet. Avant et après l'opération, il a été soumis au régime des diabétiques ; puis il a été envoyé à la maison de convalescence (Longchêne), d'où il sort le jour de son entrée à l'Hôtel-Dieu.

A ce moment, 17 janvier, la santé générale est assez bonne ; poids, 52 kilogr., les membres sont peu volumineux ; pouls 76, régulier ; urine, 14 litres, renfermant 78 gr. 0/0 de sucre (soit, en chiffres ronds plus de 1100 gr. de sucre par jour). Abolition des réflexes rotuliens. Le malade n'est pas mis au régime strict des diabétiques ; on le laisse manger, outre une livre de pain

(1) Lorsque M. Reynier vit cette malade et constata la perte des réflexes rotuliens, il fit un pronostic très grave et fit part de ses craintes à la famille de cette dame, que le pronostic moins sombre du médecin traitant avait un peu tranquillisée (communication orale).

de gluten, une certaine quantité de pain ordinaire, afin de ne pas modifier brusquement son régime ; de plus, conformément à mes habitudes, je ne lui administre tout d'abord aucun médicament.

Les jours suivants, augmentation du poids qui atteint 53 kilog. et demi.

Du 22 au 24 janvier, l'état général est très bon ; environ 10 litres d'urine par jour renfermant de 4 à 5 grammes pour 100 (soit moins de 500 gr. par jour en moyenne).

A partir du 27-28, le malade, sans cause appréciable, perd de son appétit ; la langue est rouge sur le dos, blanche sur les bords : pouls petit ; pas d'odeur particulière de l'haleine, mais odeur bien nette d'acétone de l'urine : sucre par jour 400 à 300 grammes.

Les 29-30, même état. Le malade a vomi les deux dernières nuits et ne mange que fort peu ; poids 48-47 kilogr. Grande diminution de la quantité d'urine dont la teneur centésimale demeure entre 3 et 4 pour 100 ; en tout de 300 à 200 grammes de sucre par jour.

On ordonne deux litres d'eau de Vichy, mais le malade refuse de boire l'eau alcaline.

31 janvier. Pour la première fois, le pouls est rapide (104) ; aucun trouble de la respiration ; à peine 3 litres d'urine ; contrairement aux jours précédents, on trouve un écart notable entre le chiffre pour 100 fourni par la liqueur de Fehling, 3,28 et celui que donne le polarimètre, 2,48 (1).

1er février. Depuis ce matin à 3 heures, le malade est dans le coma ; hier au soir il a commencé à délirer ; 24 respirations au plus, expiration lente ; pouls 120 ; petite résolution des membres ; odeur d'acétone de chaleur très prononcée ; l'urine a

---

(1) Une portion de cette urine a été débarrassée de son sucre par la fermentation. On a constaté qu'après cette opération elle déviait à gauche. M. Hugounenq, agrégé de chimie à la Faculté a bien voulu y doser l'acide β oxybutyrique, et y a trouvé par litre 4 gr. 48 de cet acide.

la même odeur ; 2 litres 200, sucre avec la liqueur de Fehling, 1,42 ; avec le polarimètre 1,07 ; T. R. 35°,6.

Sans tarder on met à nu la veine médiane céphalique. et après introduction d'une canule dans la direction du cœur (1), on infuse lentement (en 20 minutes) un litre et demi d'eau à 40°, renfermant 8 gr. de chlorure de sodium et 34 gr. de bicarbonate de soude.

Immédiatement après cette infusion, on remarque que le coma est moins profond ; le malade n'a pas repris connaissance, mais il a pu boire. A midi, T. R. 36°,4. Dans la journée il a uriné dans son lit assez abondamment.

Le soir à 5 heures, l'état étant le même, nouvelle infusion de deux litres d'eau également à 40° renfermant, pour les 2 litres, 12 grammes de chlorure de sodium et 10 gr. de bicarbonate de soude.

Immédiatement avant cette infusion, on a retiré 50 gr. de sang qu'on a laissé se coaguler spontanément : le sérum recueilli le lendemain n'est pas coloré, il est quasi-neutre, presque pas alcalin. Immédiatement après l'infusion, T. R. 37°,4 ; une demi-heure après on sonde le malade et on retire environ 500 cent. cubes d'urine de couleur presque normale, à peine plus pâle que l'urine ordinaire, présentant au tournesol *une réaction acide très accusée*, ne renfermant pas trace de glycose par la liqueur de Fehling et ne déviant pas à gauche la lumière polarisée.

(1) Préalablement on avait retiré 50 gr. de sang. Une portion de ce sang m'a servi à doser le sucre par la méthode de Cl. Bernard ; pour 1000 gr. il renfermait 1 gr. 7 de glycose. Cette faible proportion est intéressante à noter, parce qu'un excès de sucre dans le sang a été accusé de produire le coma. Voir Cahn (Diss. Bonn, 1885) qui a fait au sujet de cette question quelques expériences sur des lapins. Sur une autre portion du même sang, M. Hugounenq a recherché l'acide β oxybutyrique, et à l'aide de la déviation à gauche a pu l'estimer à 4 gr. 27 par litre, chiffre presque identique avec celui qui exprime la proportion de ce même corps dans l'urine.

Dans la soirée, au dire de la sœur, le malade était plutôt mieux ; contre son attente il est mort inopinément à deux heures du matin, sans aggravation de la somnolence. Il est à noter que le pouls, à la suite de chacune des deux infusions, avait repris de la force.

Autopsie. — *Cerveau* ferme, ni hyperhémié, ni aminci ; ventricules normaux y compris le 4e. *Foie*, pèse 2 kilog. 170 gr. paraissant sain à l'œil nu et ne présentant que des lésions histologiques fort minimes. *Reins* volumineux, l'épithélium des tubes coutournés se colore très mal par le carmin ; celui de beaucoup de tubes de Henle est réfringent, mais ne présente pas l'infiltration glycogène d'Erlich-Straus. *Pancréas* un peu atrophié. *Cœur* flasque. *Rate* grosse. *Estomac* volumineux.

Observation XVI

Rojas. *Diabète sucré chez l'enfant.* Th., Paris, 1887. Ob. XIII.

Emile A..., 12 ans 1/2 demeurant à St-Germain-en-Laye.

Antécédents héréditaires. — Ses parents, qui jouissent d'une excellente santé, n'ont jamais été malades, et personne dans la famille n'a été atteint de diabète.

Il a un frère âgé de 32 ans, bien portant, et une sœur âgée de 30 ans, également bien portante.

Antécédents personnels. — Il y a 7 ans, le malade a eu une rougeole bénigne, sans aucune complication. Il a toujours eu une bonne santé ; avant sa maladie, il était fort et gras.

Très travailleur, il a toujours été dans les premiers de sa classe ; il était certainement surmené par le travail.

On peut faire remonter le début de sa maladie dans le courant de l'année 1884. Dans les cinq mois de cette année, en effet, la santé de l'enfant commença à s'altérer ; de la céphalalgie, des vomissements survinrent ; en même temps quelques légères épistaxis, de l'inaptitude au travail et de la lassitude dans les membres.

Le 2 février 1885, l'enfant qui se trouvait à l'école fut pris subitement d'un malaise général avec perte incomplète de connaissance qui le force à rentrer immédiatement chez lui. On fit venir un médecin de la localité qui prescrivit un purgatif. Le petit malade resta 8 jours au lit et pendant les deux mois qui suivirent l'état de sa santé ne fit qu'empirer.

C'est seulement le 1er avril 1885 que le médecin qui le soignait depuis le mois de février, soupçonna la possibilité du diabète en voyant la grande quantité de liquide que buvait le malade. Il fit analyser les urines et trouva 73 gr. de sucre par litre d'urine et à ce moment il rendait 5 litres d'urine, en moyenne, par jour.

On supprima alors les féculents et les sucres ; il quitta l'école, et sous l'influence du régime antidiabétique, la quantité de sucre diminua beaucoup sans jamais disparaître complètement.

Pendant le reste de l'année 1885 et les premiers mois de 1886, rien de particulier ne se produisit, la quantité de sucre variait avec la sévérité du régime antidiabétique ; l'enfant était tourmenté par une soif intense, il mangeait beaucoup et de gras qu'il était auparavant il était devenu maigre.

Mais au mois d'avril 1886, il survint un accident. Une nuit vers deux heures, l'enfant fut réveillé subitement en sursaut, poussa quelques cris et perdit complètement connaissance. Pendant l'attaque qui dura vingt minutes, le visage était pâle, et au réveil l'enfant n'eut plus le souvenir de ce qui s'était passé, mais il se plaignit pendant la journée, de mal de tête et d'une grande lassitude avec torpeur intellectuelle. Il ne s'était pas mordu la langue, et ne pissa pas après l'attaque.

Deux jours après, pendant la nuit, nouvelle attaque absolument identique à la précédente ; mais ces attaques ne se sont plus renouvelées depuis lors.

A ce moment, en plus du régime alimentaire qu'il suivait, on lui fit prendre des douches froides.

Au mois de novembre de l'année dernière, M. le Dr Descroizilles examina l'enfant. Il avait alors 50 gr. de sucre en moyenne par litre d'urine et rendait 3 litres dans les 24 heures. Il lui prescrivit : pain de gluten, viandes rôties, grillées, fromages secs, bicarbonate de soude, et pilules d'iodure de fer.

L'analyse des urines faite le 22 mai 1887 a donné 64 gr. 60 de sucre par litre. Quantité d'urines rendues en 24 heures = 4 litres.

Etat actuel. — C'est un enfant plus grand que ne le sont généralement les enfants de son âge, mais il est très maigre. Le visage est frais, coloré. Depuis 3 mois il fréquente de nouveau l'école qu'il avait abandonnée depuis deux ans. Quoique aimant toujours le travail, son esprit n'est plus aussi éveillé qu'auparavant : il est apathique et éprouve souvent un impérieux besoin de calme et de repos. Ses parents ont de la difficulté à le faire sortir de la maison.

Depuis quelques jours, il a de légères épistaxis.

La sensibilité est bien conservée partout ; pas d'anesthésie, mais souvent il a des douleurs dans les talons.

Pas de troubles de la vue, rien du côté de l'ouïe, de l'odorat, du goût.

La peau présente son aspect normal ; elle n'est pas sèche.

Le malade éprouve quelquefois une fatigue musculaire dans les jambes et surtout dans la région des lombes.

Ne tousse pas ; les poumons sont sains. Le cœur vient frapper violemment contre la paroi thoracique ; il est un peu gros ; mais ne présente aucune lésion valvulaire.

Le pouls est régulier.

Le foie, la rate ne présentent rien de particulier.

Les réflexes tendineux sont complètement abolis. La langue est blanche, sèche ; pas de gingivite ; l'appétit est exagéré ; la soif est intense, il boit en moyenne 3 à 4 litres par jour.

Observation XVII (résumée)

Chantemesse, in Inglessis. *Le rein dans ses rapports avec le diabète.* Th., Paris, 1885, obs. III de l'ouvrage, p. 52.

Diabète. — Albuminurie. — Pneumonie double. — Mort. — Autopsie dictée par M. le professeur Cornil. — Néphrite diffuse.

S..., 51 ans, couturière, entre le 8 mars 1884 à la Pitié. Dans sa famille il y a eu des personnes atteintes de lithiase biliaire. Quant à la malade elle a beaucoup engraissé depuis six ans. Sa santé a toujours été bonne. Il y a deux ans elle a consulté le médecin pour un érythème prurigineux de la vulve; en même temps augmentation de la soif et de la faim. On l'a soumise au traitement des diabétiques. A son entrée à l'hôpital, elle avait, en même temps que 63 gr. de sucre par jour dans un litre d'urine, une notable proportion d'albumine. Elle avait de l'ascite et de l'œdème aux jambes.

Le foie paraissait gros et les poumons présentaient les signes de l'œdème. Les conjonctives étaient rouges ; les yeux larmoyants, les gencives fongueuses; la langue sèche et rouge. Les réflexes du genou étaient abolis des deux côtés.

Les choses restèrent ainsi sans modification notable pendant un mois environ ; toutefois la cachexie faisait manifestement des progrès ; l'enflure augmentait et la faiblesse devenait de plus en plus grande. On fit à la malade, à différentes reprises des piqûres aux membres inférieurs pour évacuer la sérosité.

Trois jours avant sa mort, il y eut quelques crachements sanguinolents, puis elle tomba dans une somnolence voisine du coma. Elle succomba ainsi le 10 avril 1884.

Autopsie, pratiquée le 11 avril, 24 heures après la mort. Cadavre œdématié en totalité y compris la face.

Environ 1 litre de liquide dans le ventre. Adhérences pleurales et infiltration des fausses membranes à droite et à gauche.

Hépatisation rouge du lobe inférieur gauche, du lobe moyen et du lobe inférieur droit.

Léger athérome de la crosse de l'aorte et des valvules sygmoïdes aortiques.

Ventricule gauche extrêmement hypertrophié. Hypertrophie de la rate qui présente un point de 4 cent. de diamètre offrant une coloration gris jaunâtre.

Foie extrêmement gras ; foie muscade avec des portions d'îlots rouge foncé, atrophie rouge et dégénérescence graisseuse.

L'examen histologique du rein fait par M. le Prof. Cornil, permet de constater les lésions d'une néphrite diffuse de moyenne intensité.

Rien d'anormal dans le cerveau. Teinte jaunâtre par place sur quelques artérioles de la base.

Au milieu du quatrième ventricule on voit le trajet de deux ou trois petites veines qui sont un peu dilatées. Il y a une petite granulation perlée à sa surface, dure, rugueuse, jaune, comme un petit grain de sable, complètement isolée, sans qu'il y ait épaississement ni granulations de l'épendyme. L'épendyme du quatrième ventricule est normal partout ailleurs, et sans épaississement, sans granulations.

La vessie, l'utérus et les trompes sont normaux ou présentent les modifications propres à l'œdème ou à la congestion ; il en est de même des intestins et de l'estomac.

Le pancréas est gros, dur ; il ne présente rien autre à noter. Les grains glandulaires sont nets et durs.

Observation XVIII

Lancereaux. *Bull. de l'Acad. de méd.*, t. IX, séance du 8 mai 1888, p. 594.

Polydipsie et polyurie. — Polyphagie avec glycosurie. — Impuissance génitale. — Perte absolue des forces physiques. — Tuberculose pulmonaire et mort. — Atrophie graisseuse du pancréas.

Kist., J. L., 29 ans, né dans le département de la Haute-Marne, habite, depuis l'année 1869, à Paris, où il exerce la profession de tourneur. Ses parents jouissent d'une bonne santé ; il a eu seize frères et sœurs, et il lui en reste huit. Ce malade prétend s'être bien porté jusqu'au mois d'avril 1885, époque à laquelle il commença à éprouver une soif intense, une grande sécheresse de la langue et une sensation pénible de picotements et de chatouillements à la gorge ; il ne buvait pas moins de 4 litres de liquide en dehors de ses repas, et urinait beaucoup plus que normalement. Dès ce moment aussi, son appétit augmenta, à tel point qu'en novembre il mangeait plus d'un kil. de pain par jour. Néanmoins, il s'amaigrissait sensiblement, perdait ses forces physiques et ses facultés génitales, au point d'être impuissant, et ceci dès le mois d'octobre.

Le moral, en même temps, se prenait, et de gai qu'il était jusque-là il devenait triste, sombre et mélancolique. En avril 1886, il se trouvait forcé de quitter son travail et, le 6 mai suivant, il était admis dans notre service.

C'est un homme amaigri, car de 122 livres qu'il pesait avant le début de sa maladie, il est tombé à 94. L'habitus extérieur n'offre rien à noter, mais les réflexes plantaires et rotuliens sont abolis, les extrémités toujours froides ; les moustaches, les cheveux et les ongles, suivant le malade, ne poussent plus comme autrefois. Il n'existe aucune trace de lésion à la palpation de l'abdomen, et les doigts, enfoncés au niveau de la région pancréatique, ne découvrent aucune trace de tumeur. Le foie et la rate sont normaux ; il n'y a ni douleurs de ventre, ni vomissements. Le cœur et le système artériel sont intacts, mais les sommets des poumons ont perdu de leur élasticité à la percussion. Dans la bouche on trouve des altérations dentaires marquées ; à la mâchoire supérieure il reste une incisive, les deux canines et la dernière molaire, puis les racines des dents tombées ; à la mâchoire inférieure, les dents existent encore, mais elles sont noirâtres dans leurs angles, atrophiées et comme limées au niveau du collet ; les gencives sont saines. On ne constate aucun trouble cérébral ou visuel ; la température est de 37°,2. 6 litres d'urine ont été rendus dans les 24 heures ; ce produit, pâle, limpide, de réaction acide, d'une densité de 1036, ne renferme pas d'albumine, mais une forte proportion de sucre (régime azoté, peu ou pas d'aliments amylacés. Extrait de valériane, 5 grammes).

15 mai. La face palmaire de la première phalange de l'annulaire droit présente un petit phlegmon ayant un durillon pour point de départ ; bains de bras phéniqués. Diarrhée depuis 2 jours.

16 mai. Les urines, qui le 12 avaient été de 8 litres, descendent peu à peu sous l'influence de la diarrhée, à 3 litres 1/2, Elles sont plus abondantes au moment où la diarrhée cesse, et le 24 mai leur quantité s'élève à 9 litres. Cependant, malgré cette abondance d'urine, les jambes, quelques jours après la cessation de la diarrhée, présentent un léger œdème. L'emploi de l'extrait de valériane, momentanément suspendu, est alors repris ; la dose de médicament est portée successivement de 5 à 20 gr.

2 juin. Le malade, satisfait de son appétit, n'avait plus ni œdème, ni diarrhée ; il pesait 49 kil., ayant par conséquent gagné 1 kilogramme.

24 juillet. Diminution de l'appétit, vomissements, retour de la diarrhée (régime lacté, julep gommeux avec liqueur d'Hoffmann et laudanum de Sydenham). Le 26, cessation des vomissements ; le 27, cessation de la diarrhée, retour au régime

alimentaire ; le poids du malade est de 46 kilogrammes. Le 12 août, il n'est plus que de 45 ; l'œdème malléolaire commence à reparaître. La quantité d'urine varie entre 5 à 6 litres, celle de la glycose dans les proportions indiquées par le tableau suivant, d'après l'examen consciencieux qu'en a fait notre interne en pharmacie, M. Lemeland.

	Du 11 au 12 mai 1886	Du 19 au 20 mai	Du 25 au 26 mai	Du 3 au 4 août	Du 24 au 25 octobre
Quantité	7 litres	4 litres	7 litres	4 l. 500	7 litres.
Réaction	acide	acide	acide	légèr^t acide	faibl^t acide
Densité	1028	1040	1034	1040	1032
Albumine	0	0	0	0	0
Sucre en 24 h.	336 gr.	346 gr. 76	492 g. 24	323,847	478 gr.
Urée en 24 h.	35 gr. 308	34 gr. 12	26,481	28 gr.	17 gr. 660
Acide phosphorique	0,00438	»	»	»	»

Cet état reste à peu près stationnaire jusqu'au 16 novembre. où l'on constate sous la clavicule droite en même temps qu'une submatité, l'existence de craquements humides. Aux craquements s'ajoutent bientôt, sur plusieurs points des râles muqueux et caverneux, puis il survient une expectoration visqueuse, adhérente au vase et en partie purulente. Peu à peu, la respiration s'embarrassa. Le 26 décembre, elle est fréquente, anxieuse, diaphragmatique. Le malade pèse alors 42 kilogr. Le 27 au soir, la dyspnée est intense, le corps couvert de sueur ; la mort a lieu vers 8 heures.

Autopsie. — Le cadavre est amaigri, les méninges et le cerveau, à part un léger degré d'anémie, n'offrent aucune lésion appréciable. Le bulbe, la protubérance et le cervelet sont intacts. Le sommet du poumon droit est le siège d'une caverne tuberculeuse, au niveau de laquelle existent des adhérences pleurales. Une caverne plus étendue occupe le sommet du poumon gauche ; un peu plus bas, au niveau du bord postérieur, la plèvre est violacée, surmontée de dépressions et de saillies tandis que le parenchyme pulmonaire correspondant, dans une étendue de 4 centimètres en hauteur, de 5 cent. en profon-

deur, se trouve friable, ramolli et profondément altéré ; c'est
là une sorte d'infarctus sous forme de coin ayant sa base à la
circonférence, et qui, à l'incision, laisse échapper un liquide
blanchâtre, lactescent, dont l'aspect sur les points les plus ré-
sistants se rapproche de celui de l'hépatisation lobulaire. Un
sillon en voie de formation circonscrit la partie centrale, qui
forme une eschare en voie d'élimination.

Le système artériel et le cœur sont normaux, peu développés.
Le foie est pâle, volumineux, assez ferme ; la rate normale.
Les reins, d'un volume égal, pèsent près de 300 grammes chacun : ils sont pâles, un peu mous ; la vessie est large, sans lésions. L'estomac est dilaté, ses glandules sont saillantes ; il en
est de même de celles du duodénum ; l'intestin grêle et le gros
intestin n'offrent aucune lésion.

Le pancréas se fait remarquer par sa petitesse ; il est manifestement atrophié et ne pèse que 40 grammes. Sa consistance
est molle, sa coloration jaunâtre, par suite de la transformation
graisseuse dont il est le siège ; le canal de Wirsung est petit,
difficile à trouver, l'ampoule de Water est libre ; il n'existe pas
trace de lithiase pancréatique. Les épithéliums des acini sont
atrophiés et graisseux.

OBSERVATION XIX

J. STRAUS. Nouveaux faits pour servir à l'histoire des lésions histologiques
du rein dans le diabète sucré. In *Arch. de phys.*, 1er juillet 1887, p. 81.

M... 57 ans, cocher, entre dans mon service à l'hôpital
Tenon, salle Andral, n° 12, le 22 février 1887.

Ses parents sont morts très âgés, vers 80 ans ; lui-même a
été bien portant jusque il y a 8 ans, où il commença à se sentir constamment fatigué ; il éprouvait une soif continuelle
pendant qu'il perdait son embonpoint. L'appétit n'offrait rien
d'excessif. Le médecin qu'il consulta à cette époque, constata
la présence de sucre dans les urines.

A son entrée, l'amaigrissement est considérable, la pâleur et la faiblesse très grandes, et l'aspect cachectique. Pas de polyurie ni de soif excessive ; les urines sont pâles, en moyenne d'un litre par jour ; elles sont fortement albumineuses et contiennent du sucre en proportion assez faible, 20 à 40 gr. par litre.

L'examen microscopique des urines révèle la présence dans le dépôt, de cylindres granuleux, assez abondants, de leucocytes granuleux, de quelques cylindres hyalins, et enfin de nombreux spermatozoïdes.

L'appétit est nul ; la vue est trouble ; abolition du réflexe patellaire. Le matin, au réveil, les paupières sont tuméfiées.

Rien à l'auscultation des poumons et du cœur.

On soumet le malade à un régime tonique ; suppression des féculents et des aliments sucrés ; pain de gluten.

Il se produisit peu de modifications dans son état pendant son séjour à l'hôpital ; les forces allèrent en déclinant, la cachexie devint de plus en plus prononcée, le malade refusant presque tout aliment ; il s'éteignit sans coma et sans avoir, à aucun moment, présenté de fièvre, le 12 avril 1887. Dans les derniers jours de la vie les urines, toujours fortement albumineuses, ne contenaient plus que quelques gr. de sucre par litre ; elles étaient en moindre quantité (300 ou 400 gr.).

Autopsie. Pratiquée le 13 avril, à 9 heures du matin, 24 heures après la mort (abrégée).

La plèvre gauche renferme environ un demi-litre de liquide clair ; tout le poumon gauche est congestionné et œdémateux.

Cœur volumineux, pesant 525 gr. Hypertrophie des ventricules surtout du ventricule gauche ; quelques plaques gélatineuses à l'aorte et sur la mitrale qui est suffisante.

Foie volumineux, 2260 gr.

Rate, 300 gr.

Rein droit, 185 gr. se décortiquant difficilement ; la surface est bigarrée ; à la coupe, couleur brun sale, terne de la substance corticale.

Rein gauche, 190 gr. ; de même aspect que le droit ; il porte à sa surface un kyste de la grosseur d'un amande donnant issue à un liquide clair ; çà et là, d'autres kystes de plus petit volume.

A l'examen microscopique, les reins présentent les lésions de la néphrite interstitielle ; dans la zone limitante des foyers multiples où la dégénérescence d'Armanni règne avec tous ses caractères ; les coupes traitées par la méthode d'Erlich n'ont pas décelé la présence de la moindre trace de matière glycogène.

Foie, léger épaississement, infiltration nucléaire du tissu conjonctif au niveau des espaces portes. L'iode ne décela pas de matière glycogène.

Pas de matière glycogène dans le cœur.

OBSERVATION XX

ROSENSTEIN. Ueber das Verhalten des kniephänomens beim Diabetes mellitus (obs. I), in *Berl. Klin. Wochens.*, n° 8, 23 février 1885.

L'expérience enseigne que dans beaucoup de cas, sinon dans la majorité des cas de diabète, le *phénomène du genou manque*, c'est ce que j'ai constaté pour la première fois, il y a deux ans, chez une dame de 61 ans, Mme G..., qui faisait elle-même remonter son affection à plus de dix années. Elle se plaignait principalement de douleurs dans les deux jambes qui, après avoir plus ou moins varié d'intensité, avaient revêtu, dans ces deux dernières années, la forme d'accès d'une violence particulière. En même temps, sentiment d'engourdissement aux pieds, et fatigue survenant rapidement. A ces phénomènes s'ajoutaient la soif sans notable augmentation de la faim, de l'amaigrissement et de la polyurie, celle-ci non exagérée. L'examen objectif ne révélait pas d'anomalies palpables des divers organes : conservation de la force des fléchisseurs et extenseurs des jambes, intégrité de la sensibilité, réflexes cutanés assez forts, *absence du phénomène du genou*. Dans l'urine, 2 0/0 de sucre. Un régime approprié et l'usage de la source Mühl-Brunnen de Carlsbad améliorent tous les accidents ; la glycosurie tombe à 0,7 0/0. *Mais le phénomène du genou ne reparut pas ;* il ne se développa cependant point d'autres symptômes en faveur du tabès.

OBSERVATION XXI

ROSENSTEIN. *Loc. cit.*, Obs. II.

A ce cas je ne tardai pas à ajouter une autre observation caractérisée par la prédominance encore plus marquée des symptômes nerveux.

Un journalier de la campagne, âgé de 32 ans, indique qu'il n'est malade que depuis trois mois. Il éprouverait depuis cette époque des douleurs dans les jambes qui lui paraissent engourdies ; assez souvent il éprouve la sensation fausse qu'on le pique avec des épingles. Il éprouve aussi de très grandes difficultés à marcher ; démarche maladroite, lourde, mais sans ataxie proprement dite. Ne peut monter sur une chaise sans appui, mais n'oscille pas sur lui-même quand on lui ferme les yeux. Il faut le questionner pour savoir qu'il éprouve une soif plus vive que d'ordinaire ; la faim n'est pas particulièrement vive. Il a l'aspect extérieur d'un homme vigoureux. Intégrité de la sensibilité et de la motilité, affaiblissement des réflexes cutanés aux pieds, *absence du phénomène du genou.* Il évacue, quand il est soumis à une alimentation mixte, 2540 cent. cubes d'urine dans les 24 heures : densité 1040, glycose 7 0/0, pas d'albumine, pas de réaction au perchlorure de fer, absence d'acétonurie.

OBSERVATION XXII

ROSENSTEIN. *Loc. cit.*, Obs III.

Sch..., cordonnier, 49 ans, jadis bien portant et capable de travailler. A remarqué il y a six mois, de la polydipsie, de la polyphagie, de la polyurie. Pendant ce laps de temps, ses forces ont vivement diminué, il a cependant encore l'apparence d'un homme vigoureux. Les organes thoraciques et abdominaux ne décèlent à l'examen physique aucune déviation de la normale.

Il urine, pendant les 24 heures, 5000 cent. c. d'urine; densité 1030, glycosurie 7,14 0/0, pas d'albumine, pas de réaction au perchlorure de fer. Un régime exclusivement carnivore abaisse la quantité d'urine à 2050 c. c. La densité ne change pas : 1030. La glycosurie tombe à 3,6 0/0. Alors on constate la réaction au perchlorure de fer et celle de l'acétone. Le 18 mars 1884, il avait uriné en 24 heures 3250 c. c. d'urine pesant 1024. Le 19 au matin, en 8 heures, il avait pissé 400 c. c. pesant 1020; il n'avait cessé de converser avec ceux qui l'entouraient à la manière habituelle; à 9 heures, le voilà dans un profond coma, couché sur le dos, sans tonicité, la bouche légèrement ouverte, respirant bruyamment. Les pupilles ne sont pas dilatées, elles réagissent à la lumière; le pouls est régulier (104 par minute), respiration fréquente (24 à 28), régulière, sans grandes profondeurs. Conservation des réflexes cornéens.

Absence du phénomène du genou.

Pendant ce coma qui persiste jusqu'à midi, on évacue de la vessie, par la sonde, 500 c. c. d'une urine qui donne les plus fines et les plus nettes réactions de l'acétone, des traces d'albumine, et contient, dans les sédiments qu'elle laisse déposer au repos, de l'urate de chaux.

L'autopsie ne révèle pas d'altérations palpables de l'encéphale qui puissent expliquer le coma. La moëlle n'a pas été examinée.

Observation XXIII

Rosenstein. Loc. cit., Obs. IV.

R..., sacristain, 34 ans, malade depuis 3 ans, a d'abord remarqué que la nuit il lui fallait boire beaucoup. Bientôt, en outre, polyurie notable, diminution de la vigueur, affaiblissement de la puissance génitale, amoindrissement de l'acuité visuelle. Individu maigre, à peau sèche, cataracte commençante aux deux yeux. Au moment où il entre à l'hôpital, pas d'altérations perceptibles dans les organes internes. Intégrité de la motilité et de la sensibilité ; *absence du phénomène du genou.* Dans les 24 heures, émission de 4550 c. c. d'une urine pesant 1039 ; glycosurie 7 0/0, pas d'albuminurie. Réaction très intense au perchlorure de fer. Réaction très marquée de l'acétone.

Pendant les derniers mois de la vie, signes de phtisie pulmonaire.

A l'*autopsie*, lésions frappantes mais exclusivement pulmonaires, sous forme de nombreux foyers caséeux dans les lobes supérieurs. *Intégrité macroscopique de la moëlle ; l'examen microscopique* de cette organe, sur quelques coupes exécutées au microtome à congélation et colorées par l'assistant d'anatomie pathologique, ne me révèle aucune anomalie soit dans la région lombaire, soit dans la région dorsale ni dans la substance grise et ses cellules , ni dans les fibres blanches des cordons postérieurs (1).

Observation XXIV

Rosenstein. *Loc. cit.*, Obs. V.

W..., N., 44 ans, a toujours été bien portant autrefois, si ce n'est qu'il a beaucoup souffert dans sa jeunesse de cardialgies. Il y a environ un an, il s'est aperçu d'abord qu'il était polyurique et polydipsique, sa vigueur génitale décroissait dans des proportions marquées.

Au moment de son admission à l'hôpital, il représente encore un individu musculeux, d'une bonne nutrition, dont les

(1) Dans le cas où un examen méthodique de moëlle bien durcie donnerait d'autres résultats, je m'empresserais de les publier (Note de M. Rosenstein) Nous n'avons pas eu connaissance que M. Rosenstein ait eu lieu de publier les résultats de cet examen (Note de l'auteur).

muqueuses accessibles à la vue présentent une coloration rouge
de bon aloi. Aucune anomalie appréciable des viscères. Il se
plaint en outre de sa polydipsie, de douleurs « rhumatismales »
dans les jambes.

Quantité d'urine dans les 24 heures............ 3,400 c. c.
Densité.. 1,036
Glycosurie.. 6 à 7 0/0

Pas d'albuminurie.

Pas de réaction au perchlorure de fer.

Pas de réaction de l'acétone.

Conservation parfaite de la sensibilité. Réflexes cutanés
très nets. *Réflexe patellaire fortement développé.* Le régime
azoté diminue énormément la soif du patient. Il n'urine plus
que 1750 c. c. dans les 24 heures ; la densité monte à 1037 ; la
glycosurie devient de 4 à 5 0/0. Conservation persistante du
phénomène du genou très net.

OBSERVATION XXV

ROSENSTEIN. *Loc. cit.*, OBS. VI.

V., 49 ans, négociant, a dans son enfance été atteint de tuméfactions ganglionnaires. Il y a 16 ans, a souffert d'éruptions
cutanées qui n'étaient pas de nature spécifique. N'a pas été au-
trement malade. Il y a 3 ans, névralgie bilatérale du trijumeau,
très violente mais de courte durée, ne dépassant pas 8 jours.
Depuis 18 mois, sentiment de faiblesse très accusé ; la marche
lui est devenue pénible En même temps engourdissement et
sensation de froid dans les jambes et les pieds, accompagnés
de soif notable ; il n'est pas affamé. Urine fréquemment, surtout la nuit.

Au moment de l'admission on a devant soi un individu grand
et très maigre à mâchoires fortement proéminentes, pâle et paraissant dénué de vigueur.

Les méthodes d'examen ordinaires ne décèlent d'anomalies ni

dans les organes thoraciques, ni dans les organes abdominaux.

Intégrité de la motilité et de la sensibilité.

Phénomène du genou très net.

Quantité moyenne d'urine des 24 heures, 5400 c. c. Densité, 1039. Glycosurie, 7 0/0. Absence d'albumine. Pas de réaction au perchlorure de fer, pas de réaction de l'acétone. Le régime azoté exclusif fait tomber la quantité d'urine à 2150 c. c., le poids spécifique devient 1041. La proportion centésimale de sucre oscille entre 5 et 4 0/0. A ce moment apparaît la réaction au perchlorure de fer et celle de l'acétone. Quoique le patient sente sa vigueur musculaire à ce point affaiblie qu'il soit à peine en état de marcher pendant un quart d'heure de suite, *le phénomène du genou persiste bien conservé.*

OBSERVATION XXVI
ROSENSTEIN. *Loc. cit.*, Obs. VII.

Mme K..., 38 ans, mariée, a eu 4 enfants et n'a cessé jusqu'ici d'être en bonne santé et de travailler. C'est il y a 2 ans que le médecin, consulté par elle à cause de sa soif, constata le diabète. Vivant dans une pauvreté qui ne lui permet presque aucun aliment azoté, elle a subi une émaciation très forte. Peau extrêmement sèche; cataracte bilatérale. Polydipsie et polyurie très prononcées. Densité de l'urine 1035; elle contient 6 0/0 de sucre et, bien que la malade ne mange que peu de viande, elle fournit la réaction très nette de l'acétone. Malgré son amaigrissement, elle présente une vigueur musculaire très bien conservée dans les fléchisseurs et les extenseurs des jambes ; conservation de la sensibilité ; réflexes cutanés faibles ; *le phénomène du genou manque.*

OBSERVATION XXVII
ROSENSTEIN. *Loc. cit.*, Obs. VIII.

A. R.., marchand de bières, 32 ans; depuis 9 ans déjà a pris un embonpoint très marqué, mais sans s'être senti malade.

Depuis 2 ans à peu près, s'est aperçu d'un notable accroissement de la soif, mais cette polydipsie n'a pas été assez forte pour troubler le repos de ses nuits. Bien que, d'après son indication, il ait indubitablement maigri, il a bonne apparence et se sent encore assez vigoureux pour faire des promenades de plusieurs heures. Cette vigueur ne l'a abandonné totalement que dans une fonction, cela l'année dernière, il est impuissant. Il ne se plaint pas d'autres accidents ; intégrité objective des viscères. L'urine, en abondante quantité dans les 24 heures, a une densité de 1038, contient 5 0/0 de sucre ; absence d'albumine, ne réagit pas au perchlorure de fer, et ne présente pas la réaction de l'acétone, *affaiblissement du phénomène du genou*, quand on frappe sur le ligament prépatellaire un peu court, mais le réflexe est *nettement perceptible*.

OBSERVATION XXVIII

ROSENSTEIN. *Loc. cit.*, Obs. IX.

S.., plâtrier, 32 ans, a eu dès son enfance des tuméfactions ganglionnaires et des éruptions cutanées, puis sa santé est devenue généralement bonne, si ce n'est de temps à autre, des épistaxis. Le malade a des habitudes réservées, mais cependant les spiritueux l'excitent rapidement. En juillet de l'an dernier, c'est-à-dire il y a 7 mois, il s'est aperçu que son appétit et sa soif augmentaient, et à souffert de malaises gastriques consistant en sensations de plénitude stomacale à la suite de chaque repas, avec acidité. Un médecin lui administra des purgatifs qui diminuèrent ces accidents. Il eut beau manger copieusement, il s'affaiblit à ce point que pendant ces dernières semaines, il ne put plus travailler. Actuellement, c'est encore un individu musclé dont les muqueuses accessibles à la vue sont assez bien colorées. Il possède toutes ses dents : ses gencives sont fermes quoiqu'il lui semble qu'elles sont détachées. La peau ne présente pas de sécheresse particulière, on n'y découvre pas d'éruptions, en dehors de la région tibiale un peu exfoliée ; intégrité apparente des viscères. Conservation normale de tous les modes de la sensibilité examinée complètement (sensibilité au tact, à la pression, à la température, etc.). Vigueur des extenseurs et des fléchisseurs des jambes et des pieds. *Réflexes cutanés* forts, de même que les réflexes abdominal et crémastérien. *Absence du phénomène du genou dës 2 côtés même lorsqu'on a pratiqué une injection sous-cutanée de strychnine.* Il urine le jour même de son admission dans 24 heures 5,500 c. c.; densité 1043; glycosurie 6,3 0/0 ; pas d'albuminurie ; ce jour-là on ne constate rien à l'aide du perchlorure de fer, on ne constate pas non plus la réaction de l'acétone. Sous l'influence du régime carnivore la quantité d'urine dans les 24 heures est de 1,800 c. c., la densité, 1,041, la glycosurie 2,3 0/0; plus tard 1,600 c. c., densité 1,032, sucre 0,5 0/0 ; même alors rien au perchlorure de fer, *mais réaction intense de l'acétone.* Sur mon désir M. Le Nobel rechercha l'acide butyrique par la méthode de Külz et le trouva. *Absence constante du phénomène du genou.*

CONCLUSIONS

La perte des réflexes tendineux s'observe assez fréquemment dans le diabète. Les documents que nous
possédons jusqu'ici ne nous permettent pas de fixer
dans quelle proportion on rencontre la perte absolue
des réflexes tendineux dans cette maladie. Nous pouvons
dire cependant qu'on trouve une diminution plus ou
moins complète des réflexes tendineux chez environ
40 0/0 des diabétiques, tandis que, sauf de très rares
exceptions, on trouve toujours intacts les réflexes
cutanés. Le plus souvent, la diminution a lieu sur tous
les réflexes tendineux à la fois, et au même degré.
Parfois, chez 9 0/0 environ, on rencontre des inégalités entre les différents réflexes. Mais ces inégalités
sont toujours peu prononcées et surviennent souvent à
l'occasion de névralgies (névralgie sciatique), qui sont
accompagnées d'une diminution plus grande du côté où
elles siègent. Dans un assez grand nombre de cas,
13,50 0/0, d'après notre statistique (mais nous pensons
que la proportion serait plus forte s'il avait été donné
aux médecins qui ont observé ces cas, d'examiner plus
souvent leurs malades), on a observé des variations
dans l'état des réflexes tendineux. Les diminutions
surviennent toujours à l'occasion d'une aggravation

ou d'une complication de la maladie. Elles peuvent les précéder et en être le premier symptôme, elles peuvent aussi, après leur disparition, en être le dernier vestige.

La physiologie pathologique de ce signe n'est pas faite. Les théories mises en avant ne nous semblent pas suffisantes pour expliquer tous les cas. S'il nous fallait choisir entre elles, nous préférerions attribuer la perte des réflexes tendineux à une intoxication dont, il est vrai, nous ne sommes pas encore en mesure d'indiquer l'agent.

La connaissance de ce signe peut faciliter le diagnostic du diabète.

La constatation de la perte absolue des réflexes tendineux doit toujours faire porter un pronostic réservé. Le pronostic devient grave s'il survient une complication chirurgicale telle que l'on se trouve dans l'absolue nécessité d'intervenir. Jamais on ne sera autorisé à tenter une opération de complaisance sur un diabétique de ce genre.

La perte des réflexes tendineux ne comporte pas d'autres indications thérapeutiques que de s'abstenir, toutes les fois qu'on le peut, de pratiquer sur eux des opérations chirurgicales.

N.   8

TABLE DES MATIÈRES

TABLE ALPHABÉTIQUE DES NOMS D'AUTEURS

IMPRIMERIE LEMALE ET Cie, HAVRE